高职高专护理专业工学结合规划教材
国家高职高专示范专业建设成果

围手术护理技术

主　编　潘惠英　陈肖敏

主　审　陈爱初

副主编　胡　莘

PERIOPERATIVE

NURSING

SKILL

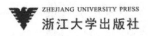
ZHEJIANG UNIVERSITY PRESS
浙江大学出版社

图书在版编目(CIP)数据

围手术护理技术 / 潘惠英,陈肖敏主编. —杭州:浙江大学出版社,2011.1(2023.8 重印)

ISBN 978-7-308-08365-2

Ⅰ.①围… Ⅱ.①潘… ②陈… Ⅲ.①围手术期—护理—高等学校:技术学校—教材 Ⅳ.①R619

中国版本图书馆 CIP 数据核字(2011)第 010137 号

围手术护理技术

潘惠英　陈肖敏 主编

丛书策划	孙秀丽
责任编辑	阮海潮
封面设计	联合视务
出版发行	浙江大学出版社
	(杭州市天目山路 148 号　邮政编码 310007)
	(网址:http://www.zjupress.com)
排　　版	杭州大漠照排印刷有限公司
印　　刷	杭州高腾印务有限公司
开　　本	787mm×1092mm　1/16
印　　张	10.75
字　　数	255 千
版印次	2011 年 1 月第 1 版　2023 年 8 月第 9 次印刷
书　　号	ISBN 978-7-308-08365-2
定　　价	29.00 元

内容简介

本教材以护理行业需求为导向,以临床案例为载体,基于护理手术患者从入院到出院经历"手术前护理、麻醉护理、手术中护理、手术后护理"这一实际的工作过程来设置教学内容,包括课程描述、手术前护理、麻醉护理、手术护理、手术后护理五大教学项目。

教学内容由学习任务、技能实训、背景知识、拓展知识和能力训练部分组成。技能实训有具体操作流程和评价标准,背景知识主要介绍完成工作任务所需的知识,拓展知识重点介绍本项目相关的行业新进展,能力训练部分融合了护士执业资格考试对知识、技能和态度的要求,综合评价学生职业能力。学习任务按照认知发展规律和职业成长规律,由简单到复杂进行组织和序化。本教材共设计了15个综合性学习任务,其中课程描述包括认识围手术护理、认识手术护理发展历史、熟悉《围手术护理技术》课程和围手术护理人员的素质培养4个学习任务;手术前护理包括手术前一般护理、手术前特殊准备和急诊手术前准备3个学习任务;麻醉护理包括局部麻醉护理、椎管内麻醉护理和全身麻醉护理3个学习任务;手术护理包括普通外科手术护理、腔镜外科手术护理、器官移植手术护理3个学习任务;手术后护理包括手术后一般护理和手术后特殊护理2个学习任务。

该教材编写的特点是:① 贯彻工学结合教学理念,展现护理职业特征,具有职业性和先进性;② 以综合职业能力培养为主线,基于实际工作过程进行内容设计;③ 以临床案例为载体,科学设计综合性学习任务;④ 拓展知识结合行业信息,培养学生自学的能力,促进学生创新能力和可持续发展能力的培养;⑤ 以校内仿真医院为依托,工学结合,实现学做一体的教学模式,使学生就业后能胜任临床岗位;⑥ 强大的立体化资源支持。

本教材既适用于高职院校护理专业的教学,也适用于医疗单位围手术护理技术的培训。

前　　言

社会经济的发展、医疗技术的进步以及人们健康需求的日益增长,对护理服务质量及其专业技术水平提出了更高的要求。手术室及相关的外科各病区已发展成医院中的重要部门,也是护理专业学生就业的主要岗位。围手术期护理以往是作为外科护理中的章节内容而存在的,已不能满足学生围手术护理职业能力的培养,致使学生到临床后不能很好地适应岗位需求。

为适应行业需求变化,实现高职护理专业培养高素质技能型人才的培养目标,金华职业技术学院护理专业作为国家高职高专示范专业,在建设过程中聘请行业专家和课程专家对护理岗位典型工作任务和职业能力进行了分析,贯彻工学结合教学理念,重构了护理专业课程体系,进行了课程改革和教材建设。

本教材按照项目和任务体例编写,以临床案例为载体,基于护理手术患者从入院到出院经历"手术前护理、麻醉护理、手术中护理、手术后护理"这一实际的工作过程来设置教学项目,运用护理程序工作方法,以实际工作过程为主线编写教学内容。学生学习的内容是工作,通过任务的完成实现学习,培养学生专科护理岗位能力,为患者提供安全、有效的护理服务。技能实训有具体操作流程和评价标准,背景知识主要介绍完成工作任务所需的知识,知识拓展重点介绍本项目相关的行业新进展,能力训练部分融合了护士执业资格考试对知识、技能和态度的要求,以综合评价学生职业能力。

本教材既适用于高职院校护理专业的教学,也适用于医疗单位围手术期护理技术的培训,如手术室护士的轮岗培训等。本课程被教育部评为 2009 年度国家级精品课程,在课程网站 http://jpkc1.jhc.cn/w/sshl/ 可以下载教学课件、录像、案例资料和相关的行业信息等,也可以通过互动平台进行交流,提出教学建议。

本教材由金华职业技术学院、浙江大学医学院附属邵逸夫医院和金华市人民医院 10 位老师共同合作编写。由中华护理学会常务理事、浙江省护理学会理事长陈爱初老师主审,在此表示深深地感谢。同时也非常感谢中华护理学会手术室专业委员会副主任委员、华东六省一市手术室专业委员会主任委员、浙江大学医学院附属邵逸夫医院手术室科护士长陈肖敏老师的全力支持与合作。

由于编写者水平有限,编写时间紧张,加上教材设计和编写思路的全新尝试,书中难免有不妥之处,敬请广大专家指正并提出宝贵意见。

编者

2010 年 6 月

目　　录

🌙 **项目一　课程描述**_____1

　　任务一　认识围手术期护理　/ 1

　　任务二　认识手术护理发展历史　/ 4

　　任务三　熟悉《围手术护理技术》课程　/ 6

　　任务四　围手术期护理人员的素质培养　/ 7

　　能力训练　/ 8

🌙 **项目二　手术前护理**_____9

　　任务一　手术前一般护理　/ 9

　　任务二　手术前特殊准备　/ 14

　　任务三　急诊手术前准备　/ 17

　　手术前护理技术　/ 18

　　知识拓展　/ 22

　　能力训练　/ 24

🌙 **项目三　麻醉护理**_____27

　　任务一　局部麻醉护理　/ 27

　　任务二　椎管内麻醉护理　/ 30

　　任务三　全身麻醉护理　/ 33

　　知识拓展　/ 37

　　能力训练　/ 40

🌙 **项目四　手术护理**_____43

　　任务一　普通外科手术护理　/ 43

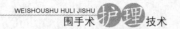
任务二　腔镜外科手术护理　/ 52

任务三　器官移植手术护理　/ 58

手术室护理技术　/ 65

背景知识　/ 87

知识拓展　/ 126

能力训练　/ 141

项目五　手术后护理 _____ 143

任务一　手术后一般护理　/ 143

任务二　手术后特殊护理　/ 147

手术后护理技术　/ 152

知识拓展　/ 160

能力训练　/ 160

项目一　课程描述

📖 学习目标

1. 熟悉围手术期护理的基本概念。
2. 了解围手术期护理的范围。
3. 了解手术分类和手术护理发展史。
4. 熟悉"围手术护理技术"课程性质和课程目标。
5. 熟悉手术护理人员的素质要求。

任务一　认识围手术期护理

一、围手术期护理的基本概念

围手术期护理(perioperative nursing)又称手术全期护理,是指手术前、手术中、手术后整个诊治时期对患者的护理。围手术期护理的主要对象是接受手术的患者,包括急诊手术患者和择期手术患者。分析围手术期患者术前、术中、术后的护理需求,找出手术患者的护理问题,从而制定全面有效的护理措施,解决手术患者因手术引起的不适和需求,促进手术患者术后的康复。

围手术期护理是一种动态的、认知的、行为的、技术的过程,致力于提供术前、术中和术后的高质量的病患护理。这是一个互动的过程——与患者和其他人建立信任,进行团队合作,遵循健康护理规定,提供优质服务。围手术期护理服务的职能是:提供安全的物理环境和对高风险事件的防护,通过不断关注患者的尊严以及他们身体、心理、精神以及社会各方面的需求,取得最佳的成果。这项服务要求具备相关知识和技能,为手术患者提供安全、优质的护理服务。

二、三位一体的围手术期护理管理

(一)围手术期护理的目标

围手术期护理要努力保证高质量的病患护理结果,即手术前、手术中、手术后,患者具有最佳的健康水平和机体功能。

(二)围手术期护理的范围

1. 国际上围手术期护理的范围。 在一些发达国家,由于有家庭和社区护理的支持、医

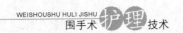
疗保险的限制、交通便利等原因,手术患者的术前准备工作往往在入院前进行,大部分患者在手术日当天早晨住院,中小手术则采用即日手术(即当天手术当天出院)的方法,因此住院手术患者的平均住院时间仅为 4～5 天,甚至更短。

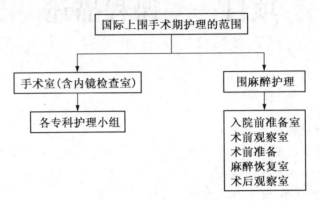

图 1－1　国际上围手术期护理的范围

（1）入院前准备室。设在手术室附近,服务对象是择期手术患者;服务内容为术前 2～3 天进行入院前准备;提供术前患者宣教、麻醉会诊。进入准备室前需完成以下病历资料:医嘱、入院单、病史及体格检查、知情同意书、费用确认、专科会诊、实验室检查和 X 线检查。所有术前检查及记录单、报告单在手术前一天 17∶00 之前必须完成。如果以上准备没有完成,手术可以延迟或取消并及时记录。

（2）术前观察室。与手术室相邻。在美国,90％的手术当日入院。术前观察室接收当日入院的手术患者、门诊手术以及等待住院的患者;接收心导管、内镜检查以及需要使用镇静剂的检查和操作患者。

（3）术前准备室。设在手术室半限制区内。可进行一些麻醉前的穿刺、置管等操作;手术室紧张时,急诊手术患者可在此等待;也可作为心导管患者的术后观察区。

（4）麻醉恢复室。接收所有区域全麻术后患者以及部分局麻患者。

（5）术后观察室。即日手术患者麻醉恢复后在此观察后出院。

2. 国内围手术期护理的范围。 为了最大限度地维护手术患者的权益,为围手术期患者提供安全、持续、高质量、人性化的护理服务,手术室工作范畴和区域不断延伸,不再仅仅限于手术室内,而是扩展到患者手术前准备、麻醉后的恢复以及康复。术前准备室、手术室和麻醉恢复室三位一体的围手术期护理管理模式也在国内部分医院率先应用。从系统上统一和优化管理流程,确保手术患者有良好的衔接,尤其是通过术前准备以及麻醉后的监护技术,为手术患者提供系统、连贯、安全和专业的围手术期护理服务。围手术期护理是护理部领导下的一个护理部门,受护理副院长的垂直领导。在手术室建立术前准备室和麻醉恢复室,由手术室科护士长统一管理。

（1）术前准备室。

1）建立术前准备室的目的:① 为手术患者创造温馨的等待环境;② 核对患者身份、手术名称和手术部位;③ 检查和核实术前准备情况;④ 开通静脉通路,给予术前抗生素和其他术前用药;⑤ 为麻醉医生提供深静脉置管的环境和条件;⑥便于手术的及时和快速进行。

2）患者收住标准：常规接收择期手术患者,急诊患者可直接接入手术间。患者年龄大多数在 18～80 岁之间。

3）服务流程：① 病房护士与术前准备室护士交接班;② 按照术前项目核查表核对并检查相关内容,确保术前准备完善;③ 常规静脉穿刺置管,术前给药;④ 提供安静、整洁、舒适的等待环境,观察用药反应,给予心理护理;⑤ 术前护士与麻醉医生、巡回护士交接班。

（2）麻醉恢复室。

1）建立麻醉恢复室的目的：① 患者安全：麻醉后进一步监护,确保患者最大限度的安全;② 提高效率：手术后自主呼吸恢复的患者送往麻醉恢复室,可以节约手术间内等待患者苏醒的时间,便于接台手术的尽早进行;③ 节约人力成本：患者集中管理,节约人力、时间和设备等成本。

2）患者收住标准：收住区域和全身麻醉的门、急诊患者。其中局麻患者病情稳定者直接返回病房,重症监护患者直接送 ICU 监护。患者年龄大多数在 18～80 岁之间。医疗方面由麻醉医生负责,通常执行麻醉医生医嘱。

3）服务流程：① 麻醉医生与恢复室护士、医生交接班;② 运用护理程序对麻醉患者进行持续评估并评价治疗效果和反应;③ 护理患者：具体参与气道管理、无创或有创血压的监测、持续心电监测、持续心律失常监测、氧疗和血氧饱和度监测、疼痛管理,参与重患者抢救;④ 转运后麻醉恢复室护士与病房护士交接班。

（三）围手术期护理管理的框架——TRUST(信任)模型

围手术期护理为患者提供"以患者为中心"的围手术期护理服务,应用 TRUST 模型作为管理的理论框架(图 1－2)。

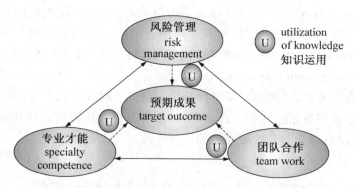

图 1－2 围手术期护理管理的框架——TRUST(信任)模型

1. 团队合作(team work)。手术室工作需要团队合作,依靠团队是围手术护理的一个重要环节。每个人应认清自身的职责,同时关注其他团队成员的角色和任务。手术团队的共同目标是提供正确治疗,减轻患者痛苦,重建或恢复身体的构造与功能,满足患者个别需求,使患者的健康状态通过手术治疗得到最大程度的改善。手术室团队包括：① 护理团队：是手术室的主要工作力量;② 外科医生团队：负责施行手术,主导手术室团队的工作;③ 麻醉团队：在围手术期内与护理团队紧密配合工作;④ 支持团队：是除了护理团队以外的另一个主要工作力量,为手术室的正常运作提供全面支持;⑤ 其他支持服务人员：包括病理、检验、放射等科室。在围手术期间,围手术护士通过与患者、其他员工和健康护理团队合作来提供高质量的护理。在合作中,围手术护士应具备责任感、灵活性和沟通技巧。围手术护士

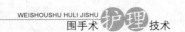

之间应交流有关围手术护理的信息,并与其他健康护理提供者共同合作。而不同团队人员之间应用开放、透明的沟通方式,营造主动、积极、进取、欣赏、和谐的合作氛围,这对提供高质量的护理服务有着重要意义。

2. 风险管理(risk management)。 手术室风险管理是手术室的组织机构鉴别、评估并减少患者、手术室工作人员以及机构资产风险的过程。风险因素指潜在的不利条件和对患者的意外伤害因素,如高危人群可能发生的严重后果的危险,人工搬运造成的损伤,各种失误或差错事故,手术仪器使用不当危及患者和工作人员的安全等。手术室风险管理的重点是正确用药、识别患者、感染控制、器械操作安全,器械敷料正确计数、预防锐器损伤等问题。

3. 知识运用(utilization of knowledge)。 手术室必须制定规章制度、护理常规、操作规程,作为围手术护士工作的指引。注重护士专业知识的学习和实践,要为护士提供机会学习新的临床技能、新的设备仪器训练、新手术的开展,以完成各科手术以及新手术、重大疑难手术的配合。同时要注重培养护士八大核心能力:评估和干预能力;沟通能力;评判性思维能力;人际交往能力;管理能力;领导能力;教学能力;专科能力的培养。注重评价与考核,以培养一支高素质、专业的手术室护理队伍。

4. 专业才能(specialty competence)。 围手术护士在患者手术的三个阶段——手术前、手术中、手术后对患者进行护理,在护理过程中应具备围手术护士的专业能力(初步评估、护理诊断、目标确认、计划、实施、评价)。为提高护士的专业能力,要加强知识、技能的培训与考核,针对不同工龄阶段的围手术人员,采用分阶段培训方法,根据各阶段的需求确立培养目标和考核要求。分层培训分四个阶段:第一年、第二至第三年、第四至第五年、第六年及以上四个阶段。同时,采用全科和专科相结合的培养方法,提供规范化的专业培训,使资深护士有专业发展方向,减少职业倦怠,提升护理职业的价值感和手术配合质量,以培养一支高素质、专业化的手术室护理队伍,为患者和家属提供优质的围手术期护理。

5. 预期成果(target outcome)。 预期成果包括服务成果和治疗成果。服务成果基于不同机构的使命而有所不同,通常的质量指标有手术的等待时间、急诊手术的反应时间等。治疗成果指的是病患希望得到的基本护理水平,如患者没有电伤害的症状和迹象、患者的隐私权得到保护、患者没有感染的症状和迹象等。

任务二　认识手术护理发展历史

一、手术概念和分类

(一)手术的概念

手术是外科治疗的方法之一,是指以改善患者病情或满足其个体需要为目的,运用手法、器械和仪器设备,对人体的解剖结构做治疗性的改变。手术方式包括切开、探查、切除、修补、矫正、置换、移植、止血、缝合等,范围涉及身体任何一个部位或系统。

(二)手术分类

手术的种类与形式多种多样,根据手术时机的选择、手术性质等有不同的分类方法。

1. 按手术期限分类。大致分为三类：① 择期手术：手术日期的迟早不影响治疗效果，有充分时间进行各项术前准备，以减少术后并发症，如胃、十二指肠溃疡行胃大部分切除术等；② 限期手术：手术时间虽然可以选择，但不易延迟过久，如恶性肿瘤根治术等；③ 急诊手术：对于危及生命的疾病，应根据病情的轻重缓急，在最短时限内完成必要准备，争分夺秒地进行紧急手术，以挽救患者生命，例如脾破裂、肝破裂等。

2. 根据手术操作难易程度分类。可分为：① 大型手术：手术方式复杂，手术创伤大，时间长；② 小型手术：手术方式简单，对患者生理影响小，可在门诊实施。

（三）手术切口分类

1. 清洁切口。指缝合的无菌切口，手术未进入炎症区，未进入呼吸、消化及泌尿生殖道，以及闭合性创伤手术符合上述条件者，如甲状腺大部切除术、室间隔缺损修补术等。

2. 清洁-污染切口。指手术时可能带有污染的缝合伤口，手术进入呼吸、消化或泌尿生殖道无明显污染者，如胃大部切除术、无污染的阑尾切除术、食管癌根治术等。皮肤不容易彻底灭菌的部位、6 小时内的伤口经清创术缝合、新缝合的切口又再度切开者属于此类。

3. 污染伤口。新鲜开放性创伤手术，手术进入急性炎症但未化脓区域，胃肠道有明显溢出污染，术中无菌技术有明显缺陷（如开胸心脏按压）者，如急性阑尾穿孔但未化脓的切除术。

4. 污秽-感染切口。有失活组织的延迟创伤手术，邻近感染区或组织直接暴露于感染物的切口已有临床感染或脏器穿孔者，如感染坏死的清创截肢手术。

二、手术护理发展史

手术室（the operating room）是为患者进行手术的场所，是医院重要的临床技术科室。1846 年，美国麻省总医院（Massachusetts General Hospital）齿科医师 William T. G. Morton 演示在乙醚麻醉下实施无痛拔牙，地点选在图书馆的阶梯教室里，由此揭开了手术发展的序幕。

手术室护理是具有悠久历史的专业。早期可以追溯到 1875 年，巴尔的摩的约翰普金斯大学开始向护生讲授"手术中外科器械的准备"，让护生参观手术室，了解手术中护士的职责。19 世纪晚期，出现对手术室护士特性的描述，如具备灵活的头脑和锐利的眼睛，拥有一颗不容易激动或混乱的心，具备判断不寻常情况的能力，能够提供最大程度的帮助等。

美国麻省总医院附属的波士顿训练学校让护生参观手术室，并将刷手等无菌技术设立为护生的护理教程。由于受外科训练的护士很少，护士往往从病房就陪同患者，到手术室后又协助医师执行手术，同时教导护生，手术结束后又陪患者返回病房，依此往复地工作。随着手术患者的增多，医师开始认识到手术中护士协助的重要性，护士不只是看，而是在手术过程中能预知所有需求并提供所需要的用物。但此时仍没有针对手术室护士这一角色的定义。

1894 年，在约翰·霍普金斯外科医师 Hunter Robb 的建议下，首次提出"手术团队"概念，其中确认团队中资深护士担任刷手角色，年轻护士或学生担任巡回护士。1910 年，美国护士协会（ANA）提出巡回护士需由有经验的护理人员来担任，而刷手护士由于其工作是以技术为导向，所以不需要具备较多经验。1984—1985 年，美国手术室护理协会的护理技术

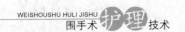

委员会重新定义手术室全期护理,更准确地反映出手术室全期护理的范围:在患者接受手术的前、中、后三个阶段,手术室护理人员提供具有特殊性的护理活动。

三、手术室专科护士的培养

随着护理专业的不断完善和发展,专科护士和临床护理专家已成为全世界护理专业人才培养和发展的总趋势。美国手术室注册护士协会(Association of Perioprative Registered Nurses,AORN)和斯坦福大学医院提供手术室培训计划的标准化课程,其培训课程根据不同医院或机构的实际需要进行针对性的制定,有针对初学的初级教程,也有针对从新人到专家的高级课程,是以能力为基础的教育。随着美国专科护士培养模式的不断完善与发展,日本、德国等国家和我国香港、台湾等地区都先后将专科护士培养机制引入手术室,培养和造就了一大批优秀的手术室专业人才,也促进了手术室学科的全面发展。我国于 2000 年以后引入"临床护理专家"和"专科护士"概念,目前在造口护理、感染控制、重症监护等个别领域开展了专科护士培养的相关探索和研究。

任务三　熟悉《围手术护理技术》课程

一、课程性质

随着社会经济的发展、医疗技术的进步以及人民对健康需求的日益增长,对护理服务质量和专业技术水平提出了更高的要求。手术室、普外科、妇产科、肿瘤科、五官科、脑外科、等与手术相关的科室已发展成为医院中的重要部门,也是护理专业学生毕业后从事的主要岗位。围手术护理就是上述与手术相关的科室的临床护士核心的岗位能力。课程旨在通过对手术前、中、后期的各项护理技能的训练,培养学生的专科护理职业能力,为患者提供安全、优质的护理服务,为今后从事临床与手术相关护理岗位工作奠定坚实的基础。

《围手术护理技术》课程是护理专业的主干课程,是专业实现人才培养目标的重要技能型课程,在护理专业课程体系中属于专门护理课程。它以医学基础课程、健康评估、基础护理、人文社会学科为基础,与成人护理、急危重症护理、母婴护理、儿童护理等课程相穿插和衔接。

二、课程目标

学生通过《围手术护理技术》课程的学习,可掌握从事围手术护理所需要的基础知识和基本技能:了解手术、麻醉的分类,熟悉各种麻醉的方法和麻醉中需配合的内容;掌握手术室护士的分工和主要职责;会手术前的常规准备、专科准备和急诊手术患者的护理,会手术后患者的常规护理,会常见并发症的观察并能采取合适的护理措施;学会运用整体护理的工作方法分析围手术期患者的健康问题,并实施有效干预,完成各项工作任务,培养职业能力。同时培养以人为本的护理理念,注重沟通合作能力、临床决策能力、观察能力、自主学习能力等综合职业能力的培养,为学生未来的职业成长奠定良好的基础。

本课程要培养的职业能力包括：

（1）能正确评估手术前患者存在的护理问题。

（2）能根据不同的手术要求完成择期手术的常规手术前准备。

（3）能熟练、准确地完成急诊手术患者的准备。

（4）能正确完成特殊患者的手术前护理。

（5）能熟练进行局部麻醉的准备和护理。

（6）能熟练进行椎管内麻醉的准备和护理。

（7）能熟练进行全身麻醉的护理。

（8）能正确执行麻醉期间生理参数的监护。

（9）能正确执行麻醉后护理复苏护理。

（10）能熟练、准确地准备和使用常用手术器械、物品。

（11）能自觉遵循手术室的无菌原则。

（12）能正确进行手术体位的安置和使用约束带。

（13）能准确、快速地进行各科常见手术的配合和手术后的整理。

（14）能正确评估手术后患者存在的护理问题。

（15）能进行手术后的常规护理工作。

（16）能识别并正确处理手术后患者的不适。

（17）能观察并护理手术后常见的并发症。

（18）能与手术患者进行有效的沟通。

任务四　围手术期护理人员的素质培养

一、思想素质

热爱祖国，热爱护理事业，树立全心全意为人类健康服务的高尚品德和奉献精神。具有刻苦学习、不断进取、勇于实践、锐意改革的思想。对患者有高度的责任心和同情心，具有慎独精神和团队协作精神，救死扶伤，忠于职守，为手术患者的生命安全把好每一关。

二、专业素质

具备系统完整的专业知识和实践技能。外科领域手术发展迅速，新技术、新仪器、新设备不断出现，要求围手术护理人员应不断更新专业知识，严格执行无菌操作技能。具备敏锐的观察能力，熟悉各种抢救技术、各种仪器设备的应用，精通各种手术的准备和配合操作技能，能高质量地完成手术护理任务。

三、身体素质

围手术护理工作任务重，工作时间长而不规律，并随时有急诊手术和危重患者抢救，以及大型、复杂的高难度手术的不断开展，要求护士必须加强体育锻炼，养成良好的生活方式

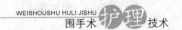
和卫生习惯,具备良好的身体素质和健康体魄。

四、心理素质

围手术护士应具有反应敏捷、灵活主动、适应能力和耐受能力强的心理素质。护理人员在手术配合中需要精力高度集中,保持机动灵活、忙而不乱的工作状态,对随时出现的意外情况,能沉着稳定、从容处理,有较强的自我控制和应变能力。

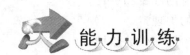

一、选择题(A1 型题)

1. 关于外科围手术期,下列正确的描述是 （ ）

    A. 从发病到出院相连续的这段时间

    B. 从入院到手术期完成相连续的这段时间

    C. 入院后的手术前、手术中、手术后相连续的这段时间

    D. 从入院手术后到出院相连续的这段时间

    E. 从手术麻醉到患者清醒相连续的这段时间

2. 三位一体的围手术期护理管理范围包括 （ ）

    A. 术前准备室、手术室和麻醉室

    B. 术前准备室、手术室和麻醉恢复室

    C. 术前准备室、手术室和术后观察室

    D. 术前观察室、手术室和麻醉恢复室

    E. 术前观察室、手术室和术后观察室

3. 手术室的风险因素主要是指 （ ）

    A. 手术患者的并发症

    B. 手术室工作人员的安全危胁

    C. 潜在的不利条件和对患者的意外伤害

    D. 手术室环境危害

    E. 手术仪器设备损害

项目二 手术前护理

📖 **学习目标**

1. 能正确评估手术前患者存在的护理问题。
2. 能根据不同的手术要求完成择期手术的常规手术前准备。
3. 能完成不同患者的手术前特殊准备。
4. 能熟练、准确地完成急诊手术患者的准备。

任务一 手术前一般护理

案例引入

黄某,女性,58岁。反复右上腹疼痛3年,再发1月,拟诊"慢性胆囊炎、胆囊结石、胆总管结石",于2008年2月18日收住入院。入院查体:T:36.9℃,P:98次/分,R:18次/分,BP:123/73mmHg,神志清,慢性病容,皮肤、巩膜无黄染,心肺无殊,腹软,右上腹轻压痛,无反跳痛及肌紧张,墨菲征阴性,肝脾肋下未及。门诊B超示:胆囊结石,胆总管结石。定于2月21日在全麻下行胆囊切除+胆总管探查+T管引流+腹腔引流术。

工作过程

一、护理评估

(一)一般资料

包括性别、年龄、既往史、家族史、药物过敏史、生育史等。

患者黄萍既往史:平素体健,否认传染病史,否认重大手术及外伤史,否认输血史及血制品接触史,否认食物过敏,预防接种史不详。家族史:否认"高血压、糖尿病"等家族性遗传病史。药物过敏史:无青霉素、链霉素、普鲁卡因及磺胺类等药物过敏史。生育史:育有一女一子,均体健。

（二）健康史

1. 现病史。 本次发病的诱因、主诉、病情摘要、症状和体征（生命体征和专科体征）等。

2. 伴随疾病。 是否伴随有其他系统疾病，如心血管、内分泌系统疾病等。

患者黄萍现病史：反复右上腹疼痛3年，再发1月入院，患者于3年前在无明显诱因下出现右上腹持续性胀痛，向右肩背部放射，伴腹胀、恶心、呕吐，无畏寒、发热，每年反复发作2～3次，在当地医院予以抗炎解痉治疗后症状好转。1月前，患者右上腹疼痛再发伴加剧，恶心、呕吐，为胃内容物，经当地医院抗炎解痉治疗后症状缓解，来院就诊，拟"慢性胆囊炎、胆囊结石、胆总管结石"收住入院。入院查体：T：36.9℃，P：98次/分，R：18次/分，BP：123/73mmHg，神志清，慢性病容，皮肤、巩膜无黄染，浅表淋巴结未及肿大，心肺无殊，腹软，右上腹轻压痛，无反跳痛及肌紧张，墨菲征阴性，肝脾肋下未及。B超示：胆囊结石，胆总管结石。伴随疾病：无伴随疾病。

（三）身体状况

1. 营养状态。 患者的营养状况与其对手术的耐受性直接相关。根据患者的身高、体重、三头肌皮褶厚度、上臂肌肉周径及食欲、精神面貌、劳动能力等，结合病情和实验室检查结果，如血浆蛋白含量和氮平衡等，全面评判患者的营养状况。

2. 手术耐受性。 患者对手术的耐受性可归纳为两类：① 耐受良好：全身情况较好，外科疾病对全身影响较小，重要脏器无器质性病变或其功能处于代偿阶段，稍做准备便可接受任何手术。② 耐受不良：全身情况欠佳，外科疾病对全身影响明显，或重要脏器有器质性病变，功能濒临或已失代偿，需经积极、全面的特殊准备后方可进行手术。

患者黄萍营养状态：良好；三头肌皮褶厚度（TSH）：16.5mm；上臂肌围：23.5cm；血清白蛋白55g/L，血清胆固醇6.8mmol/L，血清甘油三酯3.1mmol/L。手术耐受性良好。

（四）心理社会评估

外科疾病，尤其是急症，往往起病急骤，患者缺乏心理准备，而手术创伤常伴有剧烈疼痛和其他严重不舒适或功能障碍，故患者心理问题较为突出。最常见的心理反应有担心手术效果、被误诊或误治、惧怕麻醉、疼痛及手术后并发症等，表现为焦虑、恐惧、烦躁不安等心理反应。

该患者因疾病反复发作，不适应住院环境、害怕手术、担忧疾病预后及经济负担，心情焦虑。

（五）辅助检查

1. 三大常规检查。

（1）血常规。有助于了解有无感染、贫血、血小板减少等现象。贫血患者对缺氧耐受性降低，一般患者血红蛋白＞10g/L方可手术；血白细胞计数和中性粒细胞比例升高程度常提示感染严重程度。

（2）尿常规。观察尿液颜色、比重和有无红、白细胞，对判断病情有重要作用。

（3）大便常规。观察粪便颜色、性状和有无寄生虫虫卵、有无出血或隐血等，对判断消化道疾病有重要临床意义。

该患者血常规：红细胞计数 $4.2×10^{12}/L$，血红蛋白121g/L，血小板计数 $100×10^9/L$；尿常规：正常；大便常规：正常。

2. 出、凝血功能。 实验室检查包括出、凝血时间,血小板计数,纤维蛋白原、凝血酶原时间等,出、凝血功能异常可导致患者术中或术后出血。术前应评估患者有否出血倾向,是否正接受抗凝治疗(如静脉滴注肝素者,宜于术前4小时停药),及是否有肝、肾疾病。凝血酶原时间明显延长者,应暂缓手术。出、凝血功能异常但确需手术挽救生命者,在术前、术中、术后均需输注新鲜血液、凝血酶原复合物或相应的凝血因子。

该患者出、凝血时间,血小板计数,凝血酶原时间正常。

3. 血液生化。 包括肝、肾功能,电解质,血糖的检查。

(1)肝功能。肝功能不良可影响用药和术后恢复过程,故术前应评估患者有无酒精中毒、腹水、黄疸等。对血清谷丙转氨酶、直接或间接胆红素升高者,积极护肝治疗后方可手术;血清白蛋白<30g/L者,手术后发生并发症的危险性大且预后差,术前需予以纠正。

(2)肾功能。术前了解患者有无排尿困难、尿频、少尿或无尿等症状;评估肾功能,包括尿液分析、血尿素氮或肌酐排出量等。肾功能不全者术后易并发肾衰竭,应先治疗泌尿系统疾病,以降低手术危险性。

(3)电解质。呕吐、腹泻、出血或体液不足可导致水、电解质代谢失衡,增加手术和麻醉的危险性。术前常规监测血电解质水平包括 Na^+、K^+、Mg^{2+}、Ca^{2+} 等,有助于及时发现并纠正水、电解质失衡。

(4)血糖。糖尿病患者血糖控制不佳易影响术后组织愈合,可并发局部或全身性感染,增加心血管及肾脏并发症的发生率,故术前应加强监测,以利调整胰岛素等降糖类药物的用量。

该患者血液肝功能、肾功能、电解质均正常。

4. 肺功能。 伴有肺部疾患,如肺水肿、支气管扩张者,可因气体交换障碍而增加手术危险性。术前加强患者呼吸节律和频率的观察,了解有无吸烟嗜好,有无哮喘、咳嗽、咳痰,观察痰液性质、颜色等,必要时行肺功能检查,以协助评估。

该患者肺功能正常,无吸烟嗜好,呼吸平稳,无咳嗽、咳痰、胸闷等不适。

5. 心电图检查。 了解有无心率及心律异常,必要时行动态心电图监测。心律失常者对手术和麻醉的耐受性下降,易诱发心力衰竭,术前应积极及予以药物控制;心率<60次/分者,先安装临时起搏器再考虑手术。

该患者心电图检查正常。

6. 影像学检查。 胸部X线检查可了解肺部有无占位性及渗出性病变;B超、CT、MRI等检查可明确病变部位、大小、范围甚至性质,有助于临床诊断。

该患者B超示:胆囊结石,胆总管结石;胸部X线检查未见明显异常。

二、护理诊断

1. 焦虑。 与胆管疾病反复发作、不适应住院环境、担忧疾病预后及经济负担等有关。

2. 疼痛。 与胆结石梗阻和急性炎症有关。

3. 知识缺乏。 缺乏手术必要性和手术前配合方面的知识。

4. 营养失调,低于机体需要量。 与食欲减退、恶心、呕吐有关。

5. 睡眠型态紊乱。 与不适应住院环境、担忧疾病预后有关。

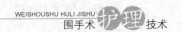

三、护理措施

(一)心理护理

由于大多数患者对疾病的病理生理、治疗和预后不甚了解,手术治疗的不可预知和不可控性往往是他们产生焦虑和恐惧的来源。通常焦虑是最早也是最普遍存在的反应。手术前护士应全面评估患者的心理状况,了解焦虑的来源,充分评估患者对疾病的认识程度、对手术和社会支持系统的期望值,协助患者表达和疏导紧张、焦虑的情绪。经常与患者交流和沟通,用通俗易懂的语言,解释疾病及手术治疗的必要性和重要性。介绍手术前准备、手术中配合和手术后注意事项,邀请病区手术成功的同类病例介绍其接受治疗、护理的全过程和体会,加强心理支持,保证各项医疗护理措施的顺利实施。

(二)疼痛护理

护士必须加强生命和腹部体征的观察,了解病情演变进程;详细评估疼痛的病因、诱因、性质、部位、持续时间及有无牵涉痛等,掌握病情动态变化的信息。为减轻患者对疼痛的敏感性,可协助其取半卧位,以放松腹部肌肉;指导患者适时应用放松技巧,如缓慢有节奏的呼吸或深呼吸;疼痛性发作时适当采用分散注意力的简单方法如数数、念字、听音乐或在疼痛加重时增大音量等,遵医嘱肌肉注射止痛剂,如强痛定、哌替啶,必要时加用解痉剂如山莨菪碱等;但诊断未明确前禁用止痛剂,以免掩盖病情。

(三)手术前常规准备

目的是使患者在最佳状态下接受手术,积极预防手术后并发症的发生,安全渡过手术治疗的全过程。

1. 呼吸道准备。手术患者因麻醉的影响和手术后害怕伤口疼痛、不愿做深呼吸和咳嗽排痰,容易发生肺不张和肺炎,因此手术前应加强呼吸道准备,积极预防手术后肺部并发症的发生。根据不同的手术部位,指导患者进行深呼吸和有效排痰的训练。深呼吸有效排痰法为:患者先轻咳数次,使痰液松动,再深吸气后用力咳嗽。有吸烟嗜好者,术前2周戒烟,以免呼吸道黏膜因受尼古丁刺激导致分泌物过多而阻塞气道。已有肺部感染者,术前3～5天起应用抗生素;痰液黏稠者,可用抗生素加糜蛋白酶雾化吸入,每日2～3次,并配合拍背或体位引流排痰;哮喘发作者,于术前一日地塞米松0.5mg雾化,每日2～3次,有利于减轻支气管黏膜水肿,促进痰液排出。

该患者麻醉方式是全身麻醉,术前指导深呼吸和训练有效咳嗽、排痰方法。深呼吸有效排痰法:患者先轻咳数次,使痰液松动,再深吸气后用力咳嗽。

2. 胃肠道准备。根据手术种类、方式、部位、范围不同,手术前应指导患者适当的饮食。择期手术患者于术前12小时起禁食,前4～6小时起禁水,以防因麻醉或手术过程中呕吐而致窒息或吸入性肺炎。胃肠道手术患者术前常规放置胃管,以减少术后胃潴留的发生。幽门梗阻患者术前三日每晚以生理盐水洗胃,以排空胃内潴留物,减轻胃黏膜充血、水肿。肠道手术患者,入院后开始少渣饮食。除急诊手术患者严禁灌肠外,择期手术患者于术前一日晚用0.1%～0.2%肥皂水灌肠或使用开塞露排空肠腔内粪便,以防麻醉后肛门括约肌松弛大便排出污染手术区及术后腹胀。结、直肠良性疾病拟行手术者,要行清洁灌肠,并于术前三天起口服肠道不吸收抗生素,以减少术后感染。

该患者入院后指导低脂饮食,术前 12 小时起禁食,4 小时起禁水,手术日晨常规放置胃管。

3. 手术区皮肤准备。手术前一天进行手术区皮肤准备是预防切口感染的重要环节,重点是充分清洁手术野皮肤和剃除毛发。皮肤准备的方式包括:剃除毛发、清洁皮肤不剃除毛发、使用脱毛剂。若切口不涉及头、面部、腋下、会阴部,且切口周围毛发较少时,可不剃除毛发。皮肤准备时间超过 24 小时,应重新备皮。此外,手术前患者还应洗头、理发、修剪指甲、沐浴、更换清洁手术衣裤。

手术前皮肤准备范围:

(1)颈部手术。由上唇至胸骨角,两侧至斜方肌前缘。

(2)乳房及前胸手术。上至锁骨上部,下至脐水平,两侧至腋后线,包括同侧上臂 1/3 和腋窝部。

(3)胸部手术。上至锁骨上及肩上,下至肋缘下,前后胸壁皮肤准备范围均应超过中线 5cm 以上。

(4)腹部手术。上起乳头联线,下至耻骨联合,两侧至腋中线,包括剃除阴毛,并注意脐部清洁。

(5)腹股沟部手术。上至脐部水平,下至大腿上 1/3 内侧的皮肤,包括会阴部,并剃除阴毛。

(4)会阴及肛门部手术。阴部和会阴、臀部、腹股沟部、耻骨联合和大腿上 1/3 内侧的皮肤。

(5)四肢手术。以切口为中心上下 20cm 以上,一般多为患侧整个肢体。

特殊手术部位的皮肤准备:

(1)颅脑手术。术前 2 天剪短头发,并每日洗头一次(急症例外)。手术前 2 小时剃净头发,剃后用肥皂水洗头,并戴干净帽子。

(2)颜面手术。尽量保留眉毛,不予剃除。

(3)口腔手术。入院后保持口腔清洁卫生,入手术室前用复方硼酸溶液漱口。

(4)骨、关节、肌腱手术。需在手术前 3 天开始皮肤准备。第 1、2 天先用肥皂水洗净患侧,并用 70％酒精消毒,再用无菌巾包裹。第 3 天进行剃毛、刷洗及 70％酒精消毒后,用无菌巾包扎手术野,待手术晨重新消毒后用无菌巾包裹。

(5)阴囊、阴茎部手术。入院后每日温水浸泡,用肥皂水洗净,于术前一日备皮,范围同会阴部手术。

该患者准备行"胆囊切除＋胆总管探查＋T 管引流＋腹腔引流术",属于腹部手术,皮肤准备范围为:上起乳头联线,下至耻骨联合,两侧至腋中线,并剃除阴毛。脐孔处予石蜡油棉签去除污垢,沐浴后更换清洁衣裤。

4. 休息。充足的休息对患者康复起着非常重要的作用。手术前护士应正确评估患者睡眠型态、睡眠时间及睡眠质量,采取积极措施促进患者的有效睡眠:① 消除引起不良睡眠的诱因;② 创造良好的休息环境,保持病室安静,避免强光刺激,定时通风,保持空气新鲜,温、湿度适宜;③ 提供放松技术,如缓慢深呼吸、全身肌肉放松、听音乐等自我调节方法;④ 合理安排作息时间,尽量减少患者白天睡眠的时间和次数,适当增加白天的活动量;⑤ 必要时遵医嘱使用镇静安眠药,如地西泮、水合氯醛等,但呼吸衰竭者应慎用。

5. 排尿练习。手术后患者因创伤和麻醉的影响,加之不习惯在床上大小便,容易发生尿潴留,术前应进行床上大小便练习。使用便盆时动作应轻柔,防止损伤尾骶部皮肤。

该患者术前予留置导尿。

6. 其他准备。手术前,做好血型鉴定和交叉配血试验;手术前夜,为保证患者充分睡眠可给予镇静剂;手术晨护士全面检查术前准备情况,测量体温、脉搏、呼吸、血压,若发现有体温升高,脉搏、呼吸异常,血压升高或女性患者月经来潮时,及时通知医师,必要时延期手术;术前 30～60 分钟遵医嘱注射术前用药;胃肠道及上腹部手术者,术前置胃管,患者入手术室前取下义齿、发夹、眼镜、手表、首饰等;排尽尿液,估计手术时间长或拟行盆腔手术者,应留置导尿,使膀胱处于空虚状态,以免术中误伤;准备手术需要的物品,如病历、X 片、CT 片、MRI 片、药品、引流瓶等,告知患者及家属并签字,将患者带入手术室。

（四）健康教育

1. 休息。合理安排患者的作息时间,劳逸结合,适当休息,保证充足睡眠。

2. 营养。术前应进食富含蛋白质、热量、维生素和膳食纤维的食物,必要时经静脉输注人体白蛋白、血制品或提供营养支持,以改善全身营养状况。

3. 预防感染。术前注意保暖,预防上呼吸道感染,防止交叉感染。

4. 并发症的预防。患者在手术前应训练有效咳嗽和床上自行解尿;有吸烟嗜好者,停止吸烟 2 周。

任务二　手术前特殊准备

案例引入

患者,男性,65 岁。因上腹部疼痛伴反酸、嗳气 2 个月。于 2008 年 4 月 25 日收住入院。入院查体：T：36.6℃,P：68 次/分,R：18 次/分,BP：165/95mmHg,神志清,慢性病容,中度贫血貌,心肺无殊,腹软,上腹轻压痛,无反跳痛及肌紧张,肝脾肋下未及。门诊胃镜示"胃癌"。定于 5 月 5 日在全麻下行胃癌根治术。

工作过程

一、护理评估

（一）病史

患者,男性,65 岁,已婚,农民,初中文化。患者原有胃溃疡病史 9 年,一直未正规治疗。两个月前开始出现上腹部不适、疼痛、食欲减退,有反酸、嗳气,服抗酸药物明显好转,2 个月来体重下降 4kg。经胃镜检查确诊为胃癌。

既往史：有胃溃疡病史 9 年，否认传染病史，否认重大手术及外伤史，否认输血史。有吸烟史 20 余年，每日 1 包左右。无酗酒夜游史。家族史：否认"高血压、糖尿病"等家族性遗传病史。药物过敏史：无青霉素、链霉素、普鲁卡因及磺胺类等药物过敏史。婚育史：26 岁结婚，爱人体健，育有一子，体健。家庭关系和谐。

（二）护理体检

入院时 T：36.6℃，P：68 次/分，R：18 次/分，BP：165/95mmHg，神志清，慢性病容，中度贫血貌，左锁骨上淋巴结无肿大，心肺无殊，腹软，上腹轻压痛，无反跳痛及肌紧张，肝脾肋下未及。

（三）辅助检查

门诊胃镜示"胃癌"。病理报告示：低分化腺癌；血常规示：血红蛋白 88g/L；肝功能示：白蛋白 29g/L；胸片示：两肺纹理增粗。其余检查正常。

（四）心理社会评估

患者较外向，知道患病真相，对要进行的手术了解含糊，但表示相信医生，言语中流露出某些思想顾虑，主要担心手术会引起疼痛以及担心预后。夫妻感情好，对妻子比较依赖。

二、护理诊断

1. 焦虑、恐惧。 与确诊胃癌住院，担忧疾病预后和害怕手术等有关。

2. 营养失调，低于机体需要量。 与摄入不足及消耗增加有关。

3. 知识缺乏。 与缺乏疾病、手术前后相关信息有关。

4. 睡眠型态紊乱。 与不适应住院环境、担忧疾病预后有关。

三、护理措施

（一）减轻焦虑、恐惧，提供信息

护士热情、主动接待患者入院，建立良好的护患关系，及时并充分了解患者的担忧和需要，鼓励并倾听患者诉说，用通俗易懂的语言、图片等解释疾病的现状、预后以及手术治疗的必要性，介绍手术和麻醉的方式及其对身体的影响，介绍参与手术的团队，耐心解答患者疑虑，鼓励家属陪伴支持，增加患者的安全感和对手术的信心。

（二）手术前常规准备

1. 增加营养。 给予高蛋白、高热量、富含维生素、易消化饮食，以利于术后组织的修复和创口愈合，提高防御感染的能力。

该患者营养状况较差，有贫血、低蛋白血症，遵医嘱给予输血、白蛋白输注，以提高手术耐受力，促进术后康复。

2. 皮肤准备。 腹部手术备皮范围上起乳头联线，下至耻骨联合，两侧至腋中线，包括剃除阴毛，并注意脐部清洁。

3. 预防感染。 预防性使用抗生素的指征有：① 涉及感染病灶或切口接近感染区的手术；② 胃肠道手术；③ 操作时间长的大手术；④ 污染的创伤清创时间较长或难以彻底清创者；⑤ 肿瘤手术和血管手术。

4. 进行适应手术后变化的锻炼。 如练习床上大小便，练习正确的咳嗽和咳痰方法，术

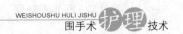

前 2 周开始停止吸烟。

5. 遵医嘱做药物过敏试验、备血。

6. 胃肠道准备。 胃肠道手术,患者应在手术前 1～2 天开始进流质饮食。胃部手术,术前应清洁洗胃,术前晚灌肠一次。如果行结直肠手术,则应行清洁灌肠,并于术前 2～3 天开始口服肠道杀菌药物,以减少术后感染机会。

7. 术日晨测生命体征,插胃管,留置导尿,遵医嘱用药,按常规送入手术室。

(三) 手术前特殊准备

对手术耐受性不良者,除做好常规手术前准备外,还应根据患者身体的情况做好特殊准备。

1. 营养不良。 营养不良者抵抗力低下,易并发严重感染且对休克、失血的耐受性较差;低蛋白血症可引起组织水肿,影响术后切口愈合;故术前应尽量预防或改善营养不良,并作阶段性评估。若血清白蛋白在 30～35g/L,首先应通过饮食补充。根据病情及饮食习惯,与患者、家属共同商讨制定富含蛋白、热量和维生素的饮食计划。经常变换食谱,提供色、香、味俱全及温度适宜的饮食,以刺激食欲。进餐时,置患者于半卧位或坐位,以利吞咽,并嘱餐后 2 小时内避免平卧;创造整洁、舒适的就餐环境,减少不良的环境刺激。若血清白蛋白低于 30g/L,则需静脉输注血浆、人体白蛋白及营养支持。

2. 高血压。 血压过高(＞21.3/13.3kPa)者,诱导麻醉或手术应激有并发脑血管意外和心肌梗死、心力衰竭的危险,应给予适宜的降压药物,使血压稳定在一定水平,但并不要求将血压降压至完全正常后再手术。

3. 心脏疾病。 对心律失常者,遵医嘱给予抗心律失常药,治疗期间观察药物的疗效和副作用;对贫血者,因其携氧能力差,影响心肌供氧,手术前应少量多次输血进行纠正;对长期低盐饮食和服用利尿剂者,加强水、电解质监测,发现异常及时纠正;急性心肌梗死者 6 个月内不行择期手术,6 个月以上且无心绞痛发作者,在严密监测下可施行手术;心力衰竭者最好在心力衰竭控制 3～4 周后再进行手术。

4. 呼吸功能障碍。 常见为肺气肿和哮喘,术前需常规进行血气分析和肺功能检查,以评估患者对手术的耐受性;训练深呼吸和有效咳嗽,增加肺通气量。为避免呼吸抑制和咳痰困难,麻醉前给药量要适宜;盐酸哌替啶(杜冷丁)具有支气管解痉作用,对呼吸的抑制作用比吗啡弱,故较常用;阿托品可减少痰液的黏稠度,应用时应当注意。严重肺功能不全或极差者须先积极控制感染,再手术治疗。

5. 肝脏疾病。 常见为肝炎和肝硬化。肝功能损害较严重或濒临失代偿者,术前应给予充分的准备,以期肝功能得到改善;必要时静脉输注葡萄糖以增加肝糖原储备;增加蛋白质的供应,以改善全身营养状况;补充多种维生素,特别是维生素 K;少量多次输注新鲜血液,或直接输注凝血酶原复合物,以改善凝血功能;有胸、腹水者,在限制钠盐基础上,使用利尿剂。

6. 肾脏疾病。 凡有肾病者,应作肾功能检查,合理控制饮食中蛋白质和盐的摄入量并观察出、入水量,最大程度地改善肾功能。

7. 肾上腺皮质功能不全。 除慢性肾上腺皮质功能不全者外,正在接受激素治疗或 6～12 个月内曾接受激素治疗超过 1～2 周者,肾上腺皮质功能都可能不同程度地受到抑制,应于术前 2 天开始使用氢化可的松,药物剂量应准确,给药时间选择在内源性激素分泌的高峰点,即清晨 8 点为宜,可减少外源性激素对垂体抑制的副作用。

8. 糖尿病。 糖尿病患者对手术耐受性差,手术前应控制血糖在 5.6~11.2mmol/L、尿糖＋~＋＋。原接受口服降糖药治疗者,术前改用胰岛素皮下注射,剂量应准确,并要经常更换注射部位,促使吸收;皮下注射半小时后提醒患者及时进食,并观察有无低血糖反应。

任务三　急诊手术前准备

案例引入

患者方某,男性,43 岁。左季肋部被汽车撞伤致腹胀、腹痛 2 小时,拟"腹部闭合伤,肋骨骨折"于 2009 年 5 月 6 日 16:00 急诊入院。急诊手术前准备,定于 16:40 行剖腹探查术。

工作过程

一、护理评估

(一)一般资料

患者既往史:平素体健,否认传染病史,否认重大手术及外伤史,否认输血史及血制品接触史,否认食物过敏,预防接种史不详。家族史:否认"高血压、糖尿病"等家族性遗传病史。药物过敏史:无青霉素、链霉素、普鲁卡因及磺胺类等药物过敏史。

(二)健康史

1. 现病史。 左季肋部被汽车撞伤致腹胀、腹痛 2 小时,入院诊断"腹部闭合伤,肋骨骨折"。入院查体:神志清,面色苍白,痛苦面容,四肢冷,腹稍胀,腹肌紧张,全腹压痛,反跳痛,压痛以中上腹及左上腹明显,左季肋部皮肤有 5cm×7cm 轻度擦伤。T:36.7℃,P:130 次/分,R:24 次/分,BP:85/65mmHg。

2. 伴随疾病。 左第 6、7、8 肋骨骨折。

(三)身体状况

营养状态良好;该患者有休克的临床表现,手术耐受不良。

(四)心理状况

该患者因突然车祸入院,对手术有恐惧心理。

(五)辅助检查

血常规:RBC $3.5×10^{12}$/L,Hb 80g/L,WBC $8.9×10^9$/L,N 78%,L 22%;出、凝血功能:化验结果未出来;影像学检查:胸部 X 线检查示左第 6、7、8 肋骨骨折;急诊 B 超示腹腔中等量积液,外伤性脾破裂。

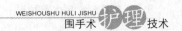

二、护理诊断

1. 体液不足。与有效循环血容量锐减有关。

2. 恐惧。与车祸突然发生,不适应患者角色,害怕手术及预后有关。

3. 舒适的改变。与胸、腹部疼痛有关。

4. 知识缺乏。缺乏手术必要性和手术前配合方面的知识。

三、护理措施

急诊患者的手术前准备应争分夺秒,以赢得手术机会,并密切观测病情,积极救治患者的生命。该患者外伤性脾破裂,处于失血性休克状态,治疗原则为在积极抗休克的同时做好急诊手术前准备。

1. 立即建立两路静脉输液通路补液输血,迅速扩容,改善微循环。

2. 给予吸氧,氧流量 6～8L/min,改善缺氧。

3. 密切观察患者意识、生命体征、尿量和腹部症状体征和尿量,并记录。

4. 立即通知禁食,并留置胃管予以胃肠减压。

5. 做好药物过敏试验。

6. 急诊检查血、尿常规、血型、血交叉试验、出凝血时间。

7. 加强心理支持,鼓励家属陪伴。

8. 休克体位,加强保暖工作。

9. 按手术区做好皮肤准备。

10. 遵医嘱手术前留置导尿,注射手术前用药。

手术前护理技术

一、手术区备皮

【训练目的与要求】

1. 通过训练学会手术前手术区皮肤的准备。

2. 掌握手术区皮肤准备的操作方法。

3. 熟悉不同手术、不同部位、不同年龄备皮的要求。

4. 训练过程中态度认真。

【用物准备】

一次性备皮包1个、手电筒1只、橡胶单1块、治疗巾1块、脸盆1个(内有小毛巾1块、温水半盆)。

【训练过程】

1. 教师演示,总结操作要领。

2. 学生两人一组选择不同的手术部位互做角色扮演,由当护士的学生去治疗室准备用物,然后为"患者"作皮肤准备,达到手术要求。

3. 指导老师巡视,及时矫正错误手法,特别注意皮肤绷紧的方法和保安刀的角度,避免刮破皮肤。

4. 集中评价训练过程中存在的问题。

【思考与练习】

1. 骨科手术的患者皮肤准备有什么特殊要求?

2. 如何检查备皮是否达到要求?

【操作流程】

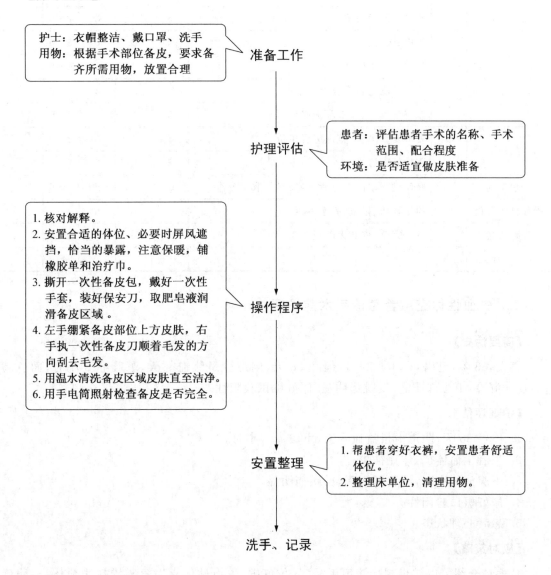

护士:衣帽整洁、戴口罩、洗手
用物:根据手术部位备皮,要求备齐所需用物,放置合理

准备工作

护理评估

患者:评估患者手术的名称、手术范围、配合程度
环境:是否适宜做皮肤准备

1. 核对解释。
2. 安置合适的体位、必要时屏风遮挡,恰当的暴露,注意保暖,铺橡胶单和治疗巾。
3. 撕开一次性备皮包,戴好一次性手套,装好保安刀,取肥皂液润滑备皮区域。
4. 左手绷紧备皮部位上方皮肤,右手执一次性备皮刀顺着毛发的方向刮去毛发。
5. 用温水清洗备皮区域皮肤直至洁净。
6. 用手电筒照射检查备皮是否完全。

操作程序

安置整理

1. 帮患者穿好衣裤,安置患者舒适体位。
2. 整理床单位,清理用物。

洗手、记录

【评价标准】

项 目	项目总分	操 作 要 求	评分等级及分值				实际得分
			A	B	C	D	
仪　表	5	工作衣、帽、鞋穿戴整齐,戴好口罩,洗手	5	4	3	2～0	
操作过程	55	准备用物准确,放置合理	5	4	3	2～0	
		取合适卧位	5	4	3	2～0	
		正确安装保安刀	5	4	3	2～0	
		备皮部位下方铺巾	5	4	3	2～0	
		肥皂液润滑备皮区域	5	4	3	2～0	
		备皮方法正确	15	12	8	5～0	
		备皮后温水清洗	5	4	3	2～0	
		检查备皮是否完全	5	4	3	2～0	
		保持床单、患者衣服干燥	5	3	2	1～0	
操作后	10	妥善安置患者,整理患者单位	5	4	3	2～0	
		用物处理恰当	5	4	3	2～0	
护患沟通	10	操作过程中能与患者良好沟通,取得合作	10	8	6	4～0	
操作熟练程度	10	动作轻巧、稳重、有条不紊	10	8	6	4～0	
操作质量	10	备皮完全,皮肤无破损	10	8	6	4～0	
总　计	100						

二、失血性休克患者急诊手术前护理

【简要病史】

某女,33岁,已婚,1-0-2-1,停经38天,阴道少量流血一天,下腹痛3小时,面色苍白,皮肤湿冷,下腹部压痛、反跳痛明显;尿妊娠试验阳性。

【护理评估】

1. 停经38天,阴道少量流血一天,下腹痛3小时。
2. 患者生命体征,休克征象。
3. 下腹痛3小时,下腹部压痛、反跳痛明显。
4. 尿妊娠试验阳性。
5. 患者心理状态。

【应对策略】

从病情介绍可以初步判断该患者是"异位妊娠,失血性休克",急需维持生命体征,明确诊断,进一步急救处理。

拟 3～5 人小组协同救护,工作任务如下:

1. 静脉输液、用药,并留取标本;

2. 吸氧,呼吸道管理;

3. 皮试,并做好皮肤准备;

4. 心电监护,监测病情并记录;

5. 配合后穹隆穿刺、留置导尿。

【操作流程】

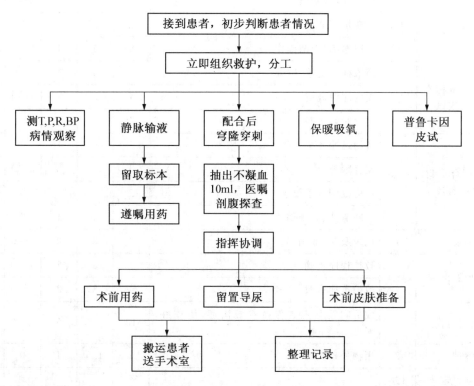

【评价标准】

项　目		项目总分	操　作　要　求	评分等级及分值				实际得分
				A	B	C	D	
仪表		5	衣、帽、鞋穿戴整齐,戴口罩	5	4	3	2～0	
指挥角色	病情观察判断指挥	18	病史评估迅速准确	3	2	1	0	
			初步查体	3	2	1	0	
			指挥正确,协调到位	5	4	2	1～0	
			测 T、P、R、BP 迅速准确	4	3	2	1～0	
			随时观察病情	3	2	1	0	

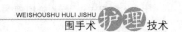
续　表

项目		项目总分	操作要求	评分等级及分值				实际得分
				A	B	C	D	
输液用药角色	输液、用药	15	迅速建立静脉通道	7	5	3	2～0	
			输液部位、速度合适	2	1	0	0	
			用药准确、及时	6	4	2	1～0	
吸氧导尿角色	吸氧留置导尿	15	吸氧快速、安全有效	5	4	3	2～0	
			氧流量调节合适	2	1.5	1	0	
			导尿熟练,无菌操作	8	6	4	2～0	
留取标本角色	留取标本皮试	10	留取标本迅速、准确	4	3	2	1～0	
			皮内注射规范	4	3	2	1～0	
			皮试时间正确	2			0	
配合穿刺角色	配合穿刺,备皮	13	备物迅速齐全	3	2	1	0	
			配合默契	5	4	3	2～0	
			备皮范围合乎要求	2			0	
			皮肤清洁、无划伤	3	2	1		
记录		4	记录及时、准确	4	3	2	1～0	
救护效果		8	救护程序正确	4	3	2	1～0	
			救护迅速有效	4	3	2	1～0	
沟通与协作		10	成员间及与患者保持有效沟通,协作好,安全	10	8	6	4～0	
整理		2	用物处理正确	2	1.5	1	0	
总分评定		100						

ZHI SHI TUO ZHAN

知识拓展

老年患者手术前护理

老年患者机体重要脏器功能退行性变,生理储备和代偿功能减退,应激能力、免疫功能和手术耐受性均下降,发生手术并发症的可能性和死亡率都明显高于其他人群。因此正确评估外科老年患者生理和病理的变化,加强手术前准备和维护有重要的临床意义。

(一)心血管系统

老年人心脏功能衰退,心肌细胞萎缩,心肌胶原变性、钙化,心内膜增厚,导致心肌收缩无力、心排出量下降,血管硬化、心肌供血不足导致心绞痛和脑血管意外的发生,如脑出血、脑梗死等随年龄的升高而有所增加。通常情况下,老年人心功能虽衰退,但因活动减少、代谢降低,尚能维持正常功能,若遇急性病变、手术应激等则易导致心血管系统失代偿。故手术前应加强对老年患者心律、心率、血压的观察和心电图检查,必要时行动态心电监护,以正确评估其心血管系统的功能状态。

(二)呼吸系统

老年人的膈肌、肋间肌及腹肌收缩力减退,胸廓弹性降低,活动幅度减小,通气功能下降,容易导致低氧血症的发生;咳嗽、排痰运动及吞咽反射减弱,易发生分泌物阻塞呼吸道或误吸;加之呼吸道局部防御和免疫功能减退,易诱发感染。因老年人运动量和基础代谢率相对减少,呼吸系统功能的潜在变化对正常生活影响不大。而一旦手术,则易导致肺不张、肺部感染、呼吸功能衰竭等并发症,故术前须行常规血气分析、肺功能测定,以评估手术和麻醉的耐受性。

(三)消化系统

手术是一种创伤性治疗,手术后的组织愈合需要足够的营养。老年人牙齿松动或脱落,咀嚼功能减退;消化液分泌减少,易引起食欲不振、消化不良、营养素缺乏等;肝细胞退行性变,使肝脏合成代谢和对药物解毒能力下降,易导致低蛋白血症和药物中毒。手术前应对患者消化系统功能和营养状态进行全面评估,改善患者营养不良状况。

(四)泌尿系统

老年人因肾单位逐渐萎缩退化、肾血管硬化,肾血流量减少,使肾功能减退,手术创伤易诱发肾衰竭。同时,因前列腺肥大,膀胱、输尿管及尿道的肌张力降低,易出现排尿异常,如尿频、尿急、排尿困难和尿失禁等。手术前应完善尿液常规检查、血液生化检查(血尿素氮、肌酐)和泌尿系统 B 超检查。

(五)内分泌系统

老年人肾上腺皮质功能减退,应激能力下降;甲状腺激素分泌减少,基础代谢率下降,易发生皮肤干燥、畏寒、情绪不稳定;胰岛功能下降,可致糖耐量降低或糖尿病,影响术后切口愈合或继发感染。故术前应加强血糖监测,必要时行糖耐量试验、血胰岛素水平测定等。

(六)神经系统

记忆力减退、注意力不集中、大脑易疲劳、反应迟钝、动作不协调、入眠困难、睡眠时间缩短是老年人的特点之一。在术前正确评估患者的记忆状况、反应能力、对治疗和护理的依从性和配合性,有利于术前、术后及时调整护理计划。

(七)肌肉骨骼系统

进入老年后,肌肉有不同程度的萎缩,肌力减退;骨骼关节和韧带退行性变,表现为行动迟缓、行走不便等。此外,老年患者自我保护和照顾能力降低,易受伤,故在手术前应加强评估,采取有效措施预防并发症。

(八)心理方面

因活动能力受限等因素,老年人生活单调、枯燥、寂寞、孤独。一时经受病痛困扰产生疑虑、悲观、失望等心理反应,对诊疗计划及护理措施不理解甚至产生偏见、不予配合而延误手术时机。术前评估老年患者的心理情况,对症心理护理,稳定其情绪。

（九）皮肤护理

老年人由于年龄因素使皮肤老化,结构与功能改变,皮下脂肪减少、汗腺及皮脂的活动降低,使皮肤变得薄弱、干燥、缺乏弹性;真皮中的微血管退化,流经皮肤的血流少,再加上老年人的感觉功能退化,当有压力时不易察觉,不会及时改变体位以舒缓压力,容易发生压疮。因此老年患者手术前应加强皮肤护理,积极预防压疮的发生。

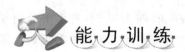

能·力·训·练

一、选择题(A1 型题)

1. 以下哪项皮肤准备是错误的 （　　）
   A. 备皮时不可刮破皮肤　　　　　　　B. 小儿仅清洗即可
   C. 颅脑手术剃去头发,保留眉毛　　　D. 眼部手术剃去眉毛
   E. 原则上应超出切口范围四周各 20cm 以上

2. 患者手术区皮肤准备的目的是 （　　）
   A. 确定手术切口的长度　　　　　　　B. 保持手术切口清洁
   C. 防止术后切口感染　　　　　　　　D. 防止术中切口出血
   E. 有利于观察伤口情况

3. 以下骨科手术备皮中哪项是错误的 （　　）
   A. 术前 3 天开始准备皮肤　　　　　　B. 术前 2～3 天每日用肥皂水冲洗
   C. 备皮范围要超过切口 3cm　　　　　D. 术前一日剃净毛发
   E. 备皮后用 70％乙醇消毒,无菌巾包扎

4. 关于患者手术日晨准备,以下哪项是错误的 （　　）
   A. 患者如感冒、发热应延期手术　　　B. 协助患者取下义齿、眼镜
   C. 口服抗生素　　　　　　　　　　　D. 进入手术室前应嘱排尿或插导尿管
   E. 按麻醉要求执行手术前用药

5. 为了防止麻醉或手术中呕吐而引起窒息或吸入性肺炎,应在术前 （　　）
   A. 8 小时禁食,4～6 小时禁饮水　　　B. 10 小时禁食,3～4 小时禁饮水
   C. 12 小时禁食,4～6 小时禁饮水　　　D. 24 小时禁食,12 小时禁饮水
   E. 24 小时禁食,3～5 小时禁饮水

6. 急症手术的术前准备工作,以下哪项不正确 （　　）
   A. 给患者灌肠　　　　　　　　　　　B. 通知患者禁食禁饮
   C. 配血,药物过敏试验　　　　　　　D. 术前用药
   E. 密切观察病情变化,并做好记录

7. 胃肠道手术前的准备不包括 （　　）
   A. 术前 12 小时禁饮食,4 小时禁饮水
   B. 术前前一日晚 8 时肥皂水灌肠一次
   C. 结肠手术前 2 天口服肠道不吸收的抗生素

　　D. 结肠手术前晚和术日晨清洁灌肠

　　E. 急诊手术禁食 8 小时并灌肠一次

8. 备皮范围原则上应超出切口四周的距离是　　　　　　　　　　　　　（　　）

　　A. 10cm 　　　　　　　B. 20cm 　　　　　　　C. 15cm 　　　　　　　D. 25cm

　　E. 30cm

9. 李女士,右侧乳房出现无痛性包块,质地硬,直径 3cm,同侧腋窝 2 个淋巴结肿大,诊

　　断为乳腺癌。该患者手术前备皮范围为　　　　　　　　　　　　　　　（　　）

　　A. 胸部、同侧腋下及上臂　　　　　　　　B. 胸部、上臂

　　C. 胸部双侧腋下　　　　　　　　　　　　D. 胸部、颈部及同侧腋下

　　E. 胸部及同侧腋下

10. 以下手术日晨的准备哪项不妥　　　　　　　　　　　　　　　　　　（　　）

　　A. 患者如发热应延期手术　　　　　　　B. 术前给药

　　C. 将义齿固定,防止脱落　　　　　　　D. 嘱患者排尿

　　E. 向手术室人员介绍患者

11. 手术前患者最常见的护理诊断是　　　　　　　　　　　　　　　　　（　　）

　　A. 体液不足　　　　　　　　　　　　　B. 营养失调

　　C. 体温过高　　　　　　　　　　　　　D. 焦虑或恐惧

　　E. 潜在并发症

12. 手术前护士收集的患者资料中,以下哪项内容属于客观资料　　　　　（　　）

　　A. 头痛 　　　　　　　B. 恶心 　　　　　　　C. 眩晕 　　　　　　　D. 血压

　　E. 焦虑

13. 术前至少应在多长时间内避免吸烟　　　　　　　　　　　　　　　　（　　）

　　A. 1 天 　　　　　　　B. 3 天 　　　　　　　C. 2 周 　　　　　　　D. 3 周

　　E. 1 个月

14. 上腹部手术备皮范围为　　　　　　　　　　　　　　　　　　　　　（　　）

　　A. 上起乳头联线,两侧至腋中线,下至耻骨联合及会阴部,并剃除阴毛

　　B. 上起脐部,两侧至腋中线,下至耻骨联合及会阴部,并剃除阴毛

　　C. 上起髂嵴,两侧至腋中线,下至耻骨联合及会阴部,并剃除阴毛

　　D. 上起乳头联线两侧至腋后线,下至耻骨联合及会阴部,并剃除阴毛

　　E. 上起髂嵴,两侧至腋后线,下至耻骨联合及会阴部,并剃除阴毛

二、案例分析题

　　1. 患儿吴昊,男,10 岁。因发现右腹股沟可复性肿块 2 年,拟"右腹股沟斜疝"于 2009 年 1 月 2 日收住入院。患者在 2 年前发现右腹股沟有一肿块,站立后明显,平卧后可消失,肿块可降至阴囊,无痛,偶尔有下腹坠胀感,未就诊,近半年自觉肿块有增大,但无其他不适。大小便正常,无发热等。入院时检查:生命体征正常,心肺听诊无殊。站立位见右腹股沟下方肿块约 5cm×4cm 大小,可降入阴囊,平卧时肿块消失,将肿块回纳后压腹股沟内嘱患者咳嗽,肿块不再出现。定于 2009 年 1 月 5 日行"右腹股沟斜疝疝囊高位结扎术"。

　　你是该患者的责任护士,请问如何为该患者做好手术前准备。

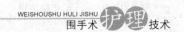

2. 戴娟,女性,38 岁。因反复头晕、乏力 1 年余,腹胀伴恶心、呕吐 10 天,拟"上消化道出血、消化性溃疡"于 2008 年 12 月 9 日收住入院。患者于 1 年前感头晕、乏力伴晕厥来我院检查。入院前在当地检查发现其血红蛋白 67g/L,自服富马酸亚铁(具体剂量不详)后血红蛋白回升 10g/L。10 天前又出现头昏、乏力、晕厥伴上腹饱胀、返酸、嗳气、恶心、呕吐,解黑色糊状便 1～2 次/日,无咳嗽、咳痰,无呕血,无头痛,来我院就诊,B 超提示"胃潴留",胃镜示"胃窦部溃疡(恶变待排)、十二指肠球部溃疡伴出血、反流性食管炎",为进一步诊治收入院。

既往史:平素体质欠佳。否认高血压、糖尿病史,否认肝炎、肺结核史,否认中毒史,否认输血史,1 年前在本院行胆囊切除术,恢复良好。否认外伤史,食物、药物过敏史。无烟酒嗜好。月经史和家族史无特殊,23 岁结婚,尚无子女。

入院查体:T:37℃,P:82 次/分,R:18 次/分,BP:114/78mmHg,神志清,中重度贫血貌,浅表淋巴结未及肿大,皮肤、巩膜无黄染,两肺呼吸音清,未闻及干、湿啰音,P:82 次/分,律齐,腹平软,肝脾肋下未及,上腹轻压痛,无反跳痛,移动性浊音(－),双下肢无浮肿。实验室检查:12 月 9 日血常规:RBC:2.5×10^9/L,Hb:56g/L,HCT:18%。其余检查未发现异常。胃镜病理诊断:食管:反流性食管炎(Ⅰ)级;胃窦:印戒细胞癌。经术前准备于 12 月 20 日行胃癌根治术。

作为该患者的责任护士,请制订一份详细的手术前护理计划。

项目三　麻醉护理

学习目标

1. 熟悉麻醉的方法及其适应证。
2. 能熟练进行全身麻醉患者的准备和护理。
3. 能熟练进行椎管内麻醉患者的准备和护理。
4. 能熟练进行局部麻醉患者的准备和护理。
5. 能正确执行麻醉期间生理参数的监护。
6. 能正确执行麻醉后复苏护理。
7. 理解局部麻醉中毒的预防要点。

任务一　局部麻醉护理

案例引入

患者李某,女性,38 岁。因体检发现右乳腺肿块 5 天,以"右乳腺纤维腺瘤"行乳腺纤维腺瘤切除手术。手术前向患者解释麻醉选择的依据,麻醉前准备的内容,麻醉中、麻醉后可能出现的不适、并发症,需要患者配合的内容。

问:该患者可以选择什么麻醉? 如何做好麻醉护理?

工作过程

一、麻醉方法的选择

从广义上,麻醉分为全身麻醉和局部麻醉。椎管内麻醉属于局部麻醉,但因为其注入部位特殊,一般把它另列一种。因此狭义上局部麻醉又分为表面麻醉、局部浸润麻醉、区域阻滞麻醉、神经阻滞麻醉。该患者手术范围小,时间短,可以采取区域组织麻醉。

(一)局部麻醉方法

麻醉方法的选择应综合分析患者的病情、手术需要及设备条件,同时还需尽可能考虑到手术者对麻醉选择的意见及患者的意愿,做到安全、无痛、肌松、镇静、遗忘,为手术提供方便。

1. 表面麻醉。 将渗透作用强的局麻药与局部皮肤、黏膜接触,使其透过皮肤、黏膜阻滞浅表神经末梢而产生无痛称为表面麻醉(topic anesthesia)。适用于眼、鼻、气道及尿道等部位的浅表手术或内镜检查术。

依使用部位不同,可分为眼部、鼻腔、气道及尿道表面麻醉。依方法不同,可分为滴入法、填敷法、喷雾法。常用的表面麻醉药有可卡因、利多卡因和丁卡因。

2. 局部浸润麻醉。 沿手术切口线分层注射局麻药,阻滞组织中的神经末梢,称为局部浸润麻醉(local infiltration anesthesia or block)。常用局部浸润麻醉药是 0.25%~0.5% 的利多卡因溶液,作用时间 120 分钟(加入肾上腺素),一用量不超过 500mg。

操作方法:取 24~25G 皮内注射针,斜行刺入皮内后推注局麻药,局部皮肤出现白色的橘皮样皮丘,然后取 22G 长 10cm 的穿刺针经皮丘刺入,分层注药。若需浸润远方组织,应由上次已浸润过的部位进针,以减少疼痛。注射局麻药时应适当用力加压。

3. 区域阻滞麻醉。 采用局部浸润的方法,由皮丘向四周及深层组织扩大浸润,由点成线,由线成面,由许多面成为一立体阻滞区域,对手术区形成一包围圈,以阻滞神经纤维的向心传导,即为区域阻滞麻醉。常用于囊肿切除、肿活组织检查等。其优点是能避免穿刺病理组织,不会使手术区的局部解剖因注药难以辨认。

4. 神经阻滞。 神经阻滞(nerve block)是将局麻药注射到神经干或神经丛旁,暂时阻断神经传导,达到手术无痛的目的。由于外周神经干是混合性神经,不仅感觉神经纤维被阻断,运动神经和交感、副交感神经纤维也同时被不同程度地阻断,所以能产生无痛、肌肉松弛和外周血管扩张,若阻滞成功,其效果优于局部浸润麻醉。

适应证与禁忌证:神经阻滞麻醉的适应证主要取决于手术范围、手术时间以及患者的精神状态、合作程度。只要阻滞的区域和时间能满足手术的要求,神经阻滞可单独应用或作为其他麻醉方法的辅助手段应用。

方法:常用方法有颈神经丛阻滞、臂丛神经阻滞、上肢正中神经阻滞、尺神经阻滞和桡神经阻滞、腕部阻滞、下肢腰神经丛阻滞、坐骨神经阻滞、骶神经丛阻滞、股神经阻滞。

(二)麻醉药物的选择

常用的局部麻醉药物有:

1. 酯类局麻药。 包括普鲁卡因、氯普鲁卡因、丁卡因、可卡因。可卡因毒性大,有中枢神经兴奋作用,目前仅用于表面麻醉。

2. 酰胺类局麻药。 包括利多卡因、布比卡因、罗哌卡因。利多卡因弥散性能好,性质稳定,毒性小,过敏反应少见,可用于各种局麻。

表 3-1　常用局部麻醉药物浓度剂量表

麻醉种类	普鲁卡因		丁卡因		利多卡因	
	常用浓度	一次剂量	常用浓度	一次剂量	常用浓度	一次剂量
表面麻醉			1%~2%	0~40mg	2%~4%	200mg
浸润麻醉	0.25%~1%	1g	0.05%~0.1%	100mg	0.25%~0.5%	0.4~0.5g
臂丛麻醉	1.5%~2%	0.8g	0.2%~0.3%	75~90mg	1.5%~2%	0.4~0.5g

二、麻醉前准备

(一)麻醉前准备的目的

可以减轻患者麻醉前的心理紧张,增加麻醉中的安全性,减少麻醉后并发症的发生。

(二)麻醉前准备内容

1. 评估患者。通过询问病史、查阅各项辅助检查,了解患者的生理、心理状况和患者对麻醉和手术的反应。

2. 提高患者对麻醉的耐受能力。

3. 皮肤过敏试验。询问患者过敏反应史,尤其是麻醉药物过敏史。使用酯类局麻药,应做局部麻醉药物过敏试验。

4. 禁饮食。

(1) 目的。防止麻醉和手术过程中发生呕吐引起误吸和窒息。

(2) 方法。麻醉前 12 小时禁食,前 4~6 小时禁饮。

该患者行局部麻醉,手术范围小,可以不禁饮食。

5. 麻醉前用药。常规使用苯巴比妥和抗胆碱类药物,较大手术可以用哌替啶做强化麻醉。

三、局部麻醉并发症的观察与护理

麻醉期间要观察有无局麻药的毒性反应和过敏反应的发生。

(一)毒性反应

1. 原因。主要有短时间内用量过大、浓度过高、误入血管、吸收过快、患者耐受力差和药物间相互作用。

2. 表现。主要表现为中枢及循环系统的变化。

(1) 先抑制抑制性神经元,引起中枢神经兴奋和惊厥。后抑制兴奋和抑制性神经元,引起中枢神经兴奋的全面抑制,表现为神志淡漠或昏迷、呼吸抑制或停止、循环衰竭等。

(2) 舒张外周血管,抑制心肌的收缩和传导,导致低血压、循环衰竭甚至心跳停止。

3. 护理措施。

(1) 立即停用局麻药。

(2) 支持呼吸和循环功能。

(3) 抗惊厥。使用地西泮(安定)、硫喷妥钠、肌松药。

4. 预防。

(1) 局麻前应给予适量镇静药。

(2) 注意药物的剂量、浓度。

(3) 局麻药液中加肾上腺素。

(4) 注药前回抽。

(二)过敏反应

凡患者属过敏体质或有过敏史者应小心。普鲁卡因、丁卡因较多见,使用前做药物过敏试验。

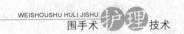
任务二　椎管内麻醉护理

案例引入

患者张某,男,23 岁,因转移性右下腹持续性疼痛 5 小时,拟"急性阑尾炎"于 2009 年 3 月 6 日 14:00 收入住院。查体: T: 39.2℃,R: 23 次/分,P: 88 次/分,BP: 120/80mmHg,神志清,急性病容,被动体位,心肺听诊未见异常,腹平坦,腹肌抵抗,右下腹麦氏点压痛(十),伴轻度反跳痛。辅助检查:血: WBC $12×10^9$/L,N 88%,Hb 89g/L。定于 15:00 行硬脊膜外腔阻滞麻醉阑尾切除手术。

入院后护士向患者解释麻醉选择的依据,麻醉前准备的内容,麻醉中、麻醉后可能出现的不适、并发症,以及需要患者配合的内容。

工作过程

一、麻醉方法的选择

椎管内麻醉(intravertebral anesthesia)指将药液注射至椎管内不同腔隙,暂时阻滞相应部位的脊神经,使其支配的区域产生无痛和运动阻滞。椎管内麻醉分为蛛网膜下腔阻滞麻醉(含鞍区麻醉)、硬脊膜外腔阻滞麻醉(含骶管阻滞麻醉)和脊椎硬膜外联合麻醉。

椎管内麻醉所需设备少,麻醉恢复期短,同时由于患者能保持清醒,保护性反射存在,保证了呼吸道通畅,避免了全麻的并发症,故适合于需保持清醒的外科手术、有全麻禁忌证者以及门诊患者。

(一)蛛网膜下腔阻滞麻醉

1. 定义。蛛网膜下腔阻滞麻醉是将局麻药注入脊髓腰段蛛网膜下腔,使脊神经根、背神经根及脊髓表现部分产生不同程度的阻滞,简称脊麻。若仅骶尾神经被阻滞,称为鞍区麻醉。随着患者自主神经的阻断,其依序消失的感觉及运动神经为:触觉、痛觉、运动觉、压力觉、体位觉;感觉消失的部位从脚趾开始,然后依序为小腿、大腿及腹部。该法肌肉松弛及镇痛效果佳。

2. 适应证及禁忌证。几乎可用于任何横膈以下部位的各种手术。下肢、会阴、肛门直肠以及泌尿道的手术最为适合。老年患者、休克患者、穿刺部位感染及凝血功能障碍者为其禁忌证。

(二)硬脊膜外腔阻滞麻醉

1. 定义。将局麻药注入硬脊膜外间隙,阻滞脊神经根,使其支配区域产生麻醉,即硬脊膜外腔阻滞麻醉(epidural anesthesia),简称硬膜外阻滞或硬膜外麻醉。经骶裂孔进行穿刺阻滞骶神经称为骶管阻滞,为硬膜外麻醉的一种。特点在于其阻滞作用的节段性,指麻醉作用集中于身躯的某一节段内,从而使其对患者的生理功能干扰较蛛网膜下腔阻滞麻醉小。

2. 适应证。 应用范围广,腰段硬膜外阻滞可用于横膈以下任何部位的手术,包括肛门直肠、阴道、会阴、产科及腹部和下肢的手术。胸段硬膜外阻滞可复合应用于胸部手术及术后镇痛。

（三）脊椎硬膜外联合麻醉

鉴于脊麻及硬膜外麻醉各有其特点,临床上有些情况采用脊椎硬膜外联合麻醉技术,此方法既有脊麻的起效时间快、阻滞效果好的优点,也可通过硬膜外置管提供长时间手术麻醉及术后镇痛。脊椎硬膜外联合麻醉常用于产科麻醉和镇痛。

二、麻醉前准备

（一）麻醉前准备目的

减轻患者麻醉前的心理紧张,增加麻醉中的安全性,减少麻醉后并发症的发生。

（二）麻醉前准备内容

该患者因为是急诊手术,除麻醉前做好必要的化验检查外,入院后开始禁饮禁食,并给予开放静脉通路、抗感染,手术前常规用药。但因有高热,麻醉前不用抗胆碱类药物。

三、麻醉中配合

（一）蛛网膜下腔阻滞麻醉

1. 体位。 以侧卧位最常用,使患者侧卧,后背部与床面垂直、与床沿靠齐,腰部向后弯曲,尽量使椎间隙增大,便于操作。双膝尽量向腹部屈曲,头颈部向膝部前屈。

2. 严格消毒铺巾。 消毒范围为：肩胛下角至第 2 骶椎,两侧至腋后线。局部浸润麻醉后,经 L_{3-4} 或 L_{4-5} 间隙进行穿刺,见清澈、滴流顺畅的脑脊液后注入局麻药。

3. 注入药物后,立即协助患者平卧,用针测试麻醉平面,保持仰卧姿势,待麻醉效果延伸至预期部位,药物吸收固定后,再依手术需要,安排适当体位。

（二）硬脊膜外腔阻滞麻醉

1. 体位。 同蛛网膜下腔阻滞体位。

2. 严格消毒铺巾。 局部浸润麻醉后,经椎间隙进针,到达硬膜外间隙后,经穿刺针插入一根细软的塑料导管,导管开口以胶布在体表上固定。

3. 协助患者平卧后,经导管注入试验剂量的局部麻醉药物,用针测试麻醉平面后,再酌情追加麻醉药物,待麻醉效果延伸至预期部位后,再根据手术需要,安排适当体位。

（三）脊椎硬膜外联合麻醉

患者准备同硬膜外阻滞,当硬膜外穿刺针进入硬膜外间隙后,取一根长脊麻针（Sprotte $24G \times 120mm^2$ 或 Whitacare 25G）经硬膜外穿刺针内向前推进,直到出现典型穿破硬膜的落空感。拔出脊麻针的针芯,见有脑脊液顺畅流出,即可证实。将麻药注入蛛网膜下腔,然后拔除脊麻针,再按标准方法经硬膜外穿刺置入导管。需再次止痛时,可试验硬膜外导管并按标准方法经其给药达到止痛标准。因其起效迅速,在产科麻醉中,无论是在常规行硬膜外麻醉之前的产程初期还是在临近分娩时,这种联合麻醉技术都很适用。

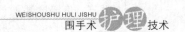

四、椎管内麻醉并发症的观察与护理

(一)蛛网膜下腔阻滞麻醉

1. 常见并发症。

(1)血压下降。为最常见的并发症。与麻醉平面升高,交感神经阻滞,血管扩张回心血量减少,心排出量降低有关。预防及处理:术前快速静脉给予500～800ml液体;调整体位,制止麻醉平面过度升高;给予血管收缩药;抬高双下肢,增加回心血量。

(2)呼吸抑制。常由麻醉平面过高,肋间神经甚至膈神经受到不同程度阻滞所致。立即抬高床头,给予吸氧,如通气量不足应以面罩进行辅助呼吸,必要时给予气管插管机械通气。

(3)恶心、呕吐。由交感神经阻断、迷走神经亢进及牵拉内脏所致,亦常与血压下降有关。预防及处理:维持血压稳定,给予止吐药,暂停牵拉内脏。

(4)头痛。发生率约为3.5%～11%,好发于女性。可在注药后立即出现或在6～12小时之后发生。表现为前额跳动性头痛或顶骨痛,持续数天或数星期,可伴耳鸣、恶心、畏光,在直立位更明显。主要因脑脊液渗漏,压力改变所致。预防及处理:使用管径较细的腰椎穿刺针,术前大量静脉补液,术后平卧6～8小时。若头痛发生,平卧休息24～48小时,镇静、镇痛,大量静脉补液,可自行缓解。

(5)背痛。由于腰椎穿刺损伤或长时间仰卧,造成背部过度负荷所致,可自行缓解。穿刺操作轻柔,术中随时提醒刷手护士或手术医师勿将手术器械置于患者身体上。

(6)尿潴留。麻醉剂阻滞感觉及交感神经,导致膀胱张力减弱,引起潴留。术中术后应监测尿量。若患者无法自行排尿,应导尿。

(7)下肢麻痹或肌肉无力。原因有神经损伤,穿刺部位污染。注意严格无菌操作,穿刺轻柔,注药缓慢。

2. 护理要点。

(1)体位。去枕平卧6～8小时,防止发生头痛。

(2)并发症的观察与护理。

表3-2 蛛网膜下腔阻滞麻醉并发症及护理

表现	原因	护理
头痛	脑脊液流失	输液、对症、硬膜外注5%葡萄糖
低血压	麻醉平面过高、血管扩张	静脉补液扩容、使用麻黄素
恶心、呕吐	一过性脑缺氧	吸氧、加快输液、止吐药
尿潴留	麻醉、手术刺激,不习惯卧位排尿	改变体位;针灸治疗;留置导尿管

(二)硬膜外麻醉

1. 常见并发症。

(1)全脊髓麻醉。为最严重的麻醉意外事件,由大量局麻药误入蛛网膜下腔所致。表现为呼吸困难,甚至呼吸停止,血压剧降甚至心跳停止。该种情况必须争分夺秒地进行有效人工呼吸,维持血循环,大量输液,给予适量升压药,如抢救及时多能缓解。

(2)血压下降。最常见,多发生于老年、体弱、血容量不足等患者行阻滞胸段脊神经根时。处理方法为控制药量、合理使用升压药、给氧和辅助呼吸等。

(3)呼吸抑制。常发生于颈段和上胸段神经根阻滞麻醉。预防措施为严密观察呼吸,做好辅助呼吸的准备。

(4)其他。如硬膜外导管折断或扭结、脊神经根损伤等。

2.护理要点。

(1)体位。平卧4～6小时,防止血压下降。

(2)并发症的观察与护理。

表 3 - 3　硬膜外麻醉并发症及护理

表 现	原 因	护 理
全脊髓麻醉	药物误注入蛛网膜下腔	立即进行人工呼吸、扩容补液、对症护理
截瘫	脊髓损伤	对症护理

(三)脊椎硬膜外联合麻醉

常见并发症和护理要点基本同蛛网膜下腔神经阻滞和硬膜外神经阻滞麻醉。

任务三　全身麻醉护理

案例引入

黄某,女性,58岁。反复右上腹疼痛3年再发1月,拟"慢性胆囊炎、胆囊结石、胆总管结石"于2008年2月18日收住入院。入院查体:T:36.9℃,P:98次/分,R:18次/分,BP:123/73mmHg,神志清,慢性病容,皮肤、巩膜无黄染,心肺无殊,腹软,右上腹轻压痛,无反跳痛及肌紧张,墨菲征阴性,肝脾肋下未及。门诊B超示:胆囊结石,胆总管结石。定于2月20日在全麻下行胆囊切除、胆总管探查术。

入院后向患者解释麻醉选择的依据,麻醉前准备的内容,麻醉中、麻醉后可能出现的不适、并发症,需要患者配合的内容。

工作过程

一、麻醉方法的选择

全身麻醉(general anesthesia),简称全麻,即通过吸入、静脉、肌内或直肠给予麻醉药物,使患者产生可逆性的意识消失,同时全身失去疼痛感觉。其特征是丧失意识,抑制不必要的反射和保持肌肉松弛。一般大的手术都需要采取全身麻醉。根据药物使用的途径分为吸入麻醉和静脉麻醉。

(一)吸入麻醉(inhalation anesthesia)

指患者在吸入麻醉性气体或挥发性液体蒸气后,药物通过肺泡进入血液循环,到达中枢神经系统而产生麻醉。该法诱导及苏醒迅速、平稳,可控性强,安全、有效,在现代麻醉中得到广泛使用。

给药方法有:

1. 面罩吸入法。通过面罩由患者自主呼吸或挤压呼吸囊将吸入性麻醉剂送入患者体内而发挥作用,适用于短小手术。

近来使用喉罩进行通气和吸入麻醉在临床应用中日渐普遍,且控制呼吸道的能力明显优于面罩吸入法,具有很好的应用前景。

2. 气管内导管法。将吸入性麻醉剂通过气管内导管送入患者体内发挥作用。该法可控性强,能保证呼吸道通畅,防止反流误吸,尽可能避免空气污染,是目前临床麻醉中的常用方法。

常用吸入麻醉剂包括:

(1)氧化亚氮。是目前临床上惟一仍在使用的气态麻醉剂。但由于无肌松作用、麻醉效果差、可能导致缺氧,使其在临床中很少单独应用,常与其他强效的吸入麻醉剂及镇痛剂合并使用。

(2)挥发性液体麻醉剂。目前常用的有安氟醚、异氟醚及七氟醚,为卤素化合物。具有无爆炸性、诱导苏醒迅速,体内代谢低、肌松作用好、麻醉效果强等优点。其缺点是具有刺激性的醚味,呼吸抑制作用较强。

(二)静脉麻醉(intravenous anesthesia)

指将麻醉药物注入静脉,经血液循环作用于中枢神经系统而产生全身麻醉。特点是使用快,对呼吸道无刺激,患者舒适,操作简单。但多数单一静脉全麻药的镇痛效果差,肌肉松弛作用差,临床常复合使用多种药物。按实施顺序分为基础麻醉、静脉诱导麻醉和静脉维持麻醉三个部分。

1. 基础麻醉。手术日晨在病房内入手术室前静脉给予镇静镇痛药,待患者入睡后送入手术室。

2. 静脉诱导麻醉。由静脉注射全麻药物使患者由清醒到意识消失的过程。

3. 静脉维持麻醉。诱导后继续静脉给药以维持患者处于适当的麻醉浓度,直到手术结束。

常用的静脉麻醉药物包括:

(1)硫喷妥钠。为超短效巴比妥酸盐。优点:诱导迅速,30分钟内即可丧失意识,因体内重新分配而迅速恢复。缺点:对静脉刺激性强,呼吸循环抑制作用强,反复使用有蓄积作用,故常用于全麻诱导,是紧急手术快速诱导插管时的经典药物。一般用于静脉维持麻醉。

(2)咪唑安定。为苯二氮䓬类药物。优点:化学性质稳定,药效强,诱导迅速,作用时间快、抗焦虑、催眠、镇静。缺点:无镇痛,对呼吸循环有轻度的抑制。是目前临床中最常使用的镇静剂。

（3）异丙酚。是一种新型超短效静脉麻醉药。优点：起效迅速（30～40秒），时效短（1～2分钟），苏醒安全。缺点：产生呼吸循环剂量依赖性的抑制，主要与芬太尼等复合维持麻醉，因使用时间短，通常采用静脉持续泵入。

（4）氯胺酮。属非巴比妥酸盐药物。该药诱导迅速（静脉注射30秒起效，可维持6～10分钟；肌肉注射2～4分钟起效，可维持12～25分钟），镇痛效果好，有遗忘作用和支气管扩张作用。缺点：无肌肉松弛作用，增加唾液分泌，因交感神经兴奋作用而导致血压升高、心率增快、颅内压增加。在麻醉恢复期，出现精神异常、噩梦、幻觉、谵妄及精神狂乱等现象。临床中常用于小儿基础麻醉以及短小手术。

（5）阿片类镇痛剂。① 芬太尼：镇痛作用强，起效快（1～2分钟），作用时间短（20～40分钟），对心血管功能影响小。但有剂量依赖性的呼吸抑制作用，引起心动过缓。在临床麻醉中广泛使用。② 舒芬太尼：其作用与芬太尼基本相同，只是舒芬太尼的镇痛作用更强，约为芬太尼的5～10倍，作用持续时间为其2倍；对呼吸也有抑制作用，其程度与等效剂量的芬太尼相似，只是舒芬太尼持续时间更长。舒芬太尼对心血管系统的影响很轻，也没有释放组胺的作用，但可引起心动过缓。③ 瑞芬太尼：为芬太尼族中的最新成员，是有酯键的芬太尼衍生物，由于其独特的性能被誉为21世纪的阿片类药。瑞芬太尼是纯粹的 μ 受体激动药，临床上其效价与芬太尼相似，注射后起效迅速，药效消失快，是真正的短效阿片类药。对呼吸有抑制作用，但停药后恢复更快，停止输注后3～5分钟恢复自主呼吸。可使动脉压和心率下降20％以上，下降幅度与剂量不相关。不引起组胺释放。也可引起恶心、呕吐和肌僵硬，但发生率较低。

（6）神经肌肉阻滞剂。又称肌松剂，诱导时使用能减少气管插管时的反射以利气管内插管，术中使用可产生理想的肌肉松弛作用，以利手术顺利进行。临床上常用的有去极化和非去极化肌肉松弛剂两大类。

二、麻醉前准备

（一）评估患者
通过询问病史、查阅各项辅助检查，了解患者的生理、心理状况和患者对麻醉和手术的反应。

（二）提高患者对麻醉的耐受能力

（三）皮肤过敏试验
询问患者过敏反应史，尤其是麻醉药物过敏史。使用酯类局麻药，做局部麻醉药物过敏试验。

（四）禁饮食
1. 目的。 防止麻醉和手术过程中发生呕吐引起误吸和窒息。

2. 方法。 麻醉前12小时禁食，4～6小时禁饮。

（五）麻醉前用药
1. 麻醉前用药的目的。

（1）消除患者对手术的恐惧和紧张。

（2）提高痛阈，增强止痛效果。

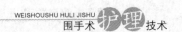

（3）减少口腔和呼吸道的分泌物，便于麻醉操作，减少术后肺部并发症。

（4）抑制迷走神经反射，预防术中发生呕吐、心律失常或心跳骤停。

2. 麻醉前用药方法。

（1）镇静催眠药与地西泮。

作用：有镇静、催眠、抗焦虑及抗掠厥作用；预防局麻药的毒性反应。

用法：地西泮针 10mg 术前 30 分钟肌肉注射，或苯巴比妥钠针 0.1mg 术前 30 分钟肌肉注射。

（2）镇痛药。呼吸道有病变者、老人、小儿、孕妇禁忌使用吗啡。

作用：解除或减轻疼痛并改变对疼痛的情绪反应。

用法：哌替啶 50～100mg 术前 30 分钟肌肉注射，或吗啡 5～10mg 术前 30 分钟肌肉注射。

（3）抗胆碱药。高热、心动过速、甲亢患者禁忌使用。

作用：抑制腺体分泌，保持呼吸道通畅，解除平滑肌痉挛和迷走神经对心脏的抑制作用。

用法：阿托品 0.5mg im 术前 30 分钟或东莨菪碱 0.3mg 术前 30 分钟肌肉注射。

三、麻醉期监护

（一）呼吸系统

监测血氧饱和度（SpO_2）、呼末二氧化碳（$PETCO_2$）等，利用 CO_2 吸收红外线量与其浓度成正比的特性，可以测得呼吸过程中不同时相 CO_2 的浓度，并描记成图，即呼末二氧化碳曲线。正常的 SpO_2 应大于 95％，$PETCO_2$ 正常值 35～45mmHg（4.7～6.0kPa）。

（二）循环系统

监测心电图、动脉血压、中心静脉压（CVP）等。中心静脉压正常值 6～12cmH_2O（0.588～1.176kPa）。

（三）麻醉深度监测

麻醉深度是指麻醉药物的浓度足以满足手术需要，使患者处于一种安全、无疼痛、无不良记忆的舒适状态。麻醉深度的观察和管理是麻醉期间的主要任务之一。

传统临床麻醉深度监测主要依靠患者呼吸，心血管、眼、皮肤、消化道及骨骼肌等的反应来综合判断。目前，已有许多仪器应用于全麻深度监测，比如脑电双频指数（BIS）、脑干听觉诱发电位（BAEP）、体感诱发电位（SEP）、视觉诱发电位（VEP）等等，使全麻深度的判断有了量化标准，大大提高了全身麻醉的安全性。

（四）神经肌肉监测

手术中，在使用神经肌肉阻滞剂时，可应用神经刺激器通过发放电冲动刺激神经测得相关肌肉收缩的力量，来进行神经肌肉接头功能状态的监测。这样可以做到神经肌肉阻滞使用的精确性、个体化，也可用于评价术后肌肉松弛程度，为拔除气管导管提供依据。

（五）体温监测

术中可采用各种电子温度计，将测温探头置于患者腋窝、鼻咽部、直肠、食管等部位，分别监测体表温度、脑温、中心温度及心脏温度，必要时将其置入肺动脉，监测血液温度。

（六）尿量监测

危重患者,长时间手术及术中大量失血或使用过利尿剂的患者均应测定尿量。尿量是否充足是循环血量是否足够的指征之一,可指导临床补液。留置导尿管是观察尿量的有用方法。一般情况下,每小时尿量应大于 1ml/kg。

四、全身麻醉并发症的观察和护理

（一）呕吐、窒息

原因:饱食、腹内压增高、创伤、失血、休克及昏迷、某些药物、缺氧和二氧化碳蓄积。全身麻醉时容易发生呕吐,甚至胃内容物误吸到呼吸道引起窒息。

预防:全麻前应严禁饮食,必要时作胃肠减压。

护理:立即取头低位,头偏向一侧,及时清除呼吸道分泌物。

（二）呼吸道梗阻

表 3 - 4 全身麻醉呼吸道梗阻并发症及护理

表 现	原 因	护 理
鼾音	舌后坠	托起下颌;置入口咽通气管;头偏一侧或肩背垫高头后仰位
吸气时鸡鸣声	喉痉挛	消除诱发原因;解除呼吸困难,包括吸除咽喉部异物,加压吸氧或药物治疗
湿啰音	分泌物梗阻	及时清除分泌物;吸氧

（三）循环系统并发症

1. 低血压。

原因:麻醉过深、血容量不足、手术中大量出血、循环代偿能力差和手术中牵拉或刺激迷走神经引起反射性血压下降和心率减慢。

护理:监测麻醉深度,及时补充血容量,有效止血和积极抗休克治疗。

2. 心搏骤停、心室纤颤。 是麻醉和手术中最严重的意外事件。

原因:原因众多,最容易发生在原有各种器质性心脏病、急性失血、高碳酸血症、高钾或低钾血症的患者。

护理:包括气管插管,人工呼吸给氧,心脏按压,强心药、升压药治疗等急救措施。

ZHI SHI TUO ZHAN

知识拓展

一、麻醉设备的管理与维护

第一部麻醉机的使用在 1905 年。麻醉机通常经由呼吸系统输送氧气与麻醉剂之混合气体至患者。手术室护士应熟悉麻醉机器,知道如何连接机器以及如何提供给患者氧气和合适气体的方法。

（一）麻醉机的组成

麻醉机由气体来源、减压活瓣、流量计、挥发罐、呼气活瓣、二氧化碳吸收罐、呼吸囊、螺纹管、加压面罩组成。

气源是麻醉机的重要部分,包括氧气、空气和麻醉气体三部分。氧气由中央系统或手术室内的氧气钢瓶连接到麻醉机上,常为浅蓝色。空气可用作麻醉呼吸机的动力或降低吸入气体中的氧气浓度。笑气可由中央系统或手术室内的笑气钢瓶连接到麻醉机上,常为灰色。此外还有通过挥发罐释放出来的挥发性麻醉气体。

(二)麻醉机的危险

1. 通气环路故障。通气环路不连接往往是出现严重意外的主要原因之一,需提高警惕,做到及时发现。气道压力监测仪、通气容量监测仪及呼末二氧化碳监测仪可用来发现不连接意外。

2. 折叠囊装置故障。折叠囊外透明密封罩与垫圈之间的漏气现象可致使呼吸器不能正常运转。呼吸器内设置的解压阀可能出现某些故障,如阀门关闭不严、引导管不连接、活瓣失灵等,均可致使呼吸器失灵。

3. 控制装置故障。电控部位可全部或部分失灵,以全部失灵多见。气控部分的故障有漏气、调控失灵、阀门失灵等。

(三)麻醉机的安全装置

为避免或减少因机器功能不良或操作错误对患者造成的伤害,麻醉机有有数项安全设置,协助麻醉医生避免或快速纠正可能导致的缺氧、二氧化碳蓄积及心跳停止的情形。

1. 氧气监测仪。呼吸系统内安装有氧气监测仪,监测因气体成分缺失、不准确安装或氧气流量不足而引起的混合气中出现的缺氧现象。

2. 呼气末二氧化碳监测仪。测量患者呼出气中的二氧化碳量,可警告呼吸的改变或换气是否足够。

3. 气道压力监测仪。监测呼吸环路呼吸压力的改变。

4. 脉搏血氧饱和度监测仪。无创监测动脉中血红蛋白的氧饱和度,是麻醉的标准配备。

二、气管内插管术

气管内插管是麻醉医师必须掌握的最基本的临床技能,不仅对实施麻醉意义重大,而且在危重患者呼吸循环的抢救复苏及治疗中也发挥着重要作用。以下介绍气管内插管的基本知识,包括气管内插管的准备、操作及护理配合。

(一)气管插管前的准备

1. 物质准备。① 选择适合患者的气管导管、牙垫、管芯、口咽通气道;② 选择合适的镜片,检查喉镜光亮是否充分;③ 连接麻醉机管道,检查麻醉机运转是否正常;④ 必要时准备特殊方法气管插管的相关设备,如纤维支气管镜、插管喉罩、插管钳、喷雾器等。

2. 患者准备。① 估计患者气管插管难度;② 通过心理安慰、术前用药,使患者镇静、镇痛,消除其紧张情绪。

3. 麻醉准备。经全麻诱导或局部麻醉后消除患者气管插管的不良反应,以利气管插管的顺利进行。① 全麻诱导:麻醉前诱导是临床麻醉中最常用的方法。插管前面罩给氧去氮,静脉注射麻醉镇静镇痛及肌松药物,待患者意识消失、肌肉松弛后完成气管内插管。估计气管插管困难或有明显气道梗阻的患者,使用肌肉松弛的全麻诱导插管应视为慎用或禁用。② 局部麻醉:多用于气管插管困难或气道部分梗阻的患者。包括气道表面喷雾麻醉及经环甲膜穿刺注药等。③ 局部麻醉及静脉麻醉复合:对一些插管困难的患者,仅用局部麻醉,患者常难以忍受,辅以静脉麻醉,使患者意识消失,而保留自主呼吸及消除肌肉紧张,有助于插管。

(二)经口或经鼻明视插管术

利用麻醉喉镜显露声门,在明视下把气管导管插入气管内。操作步骤如下:患者头下垫一薄枕,并使头稍后仰,置入喉镜,将下颌向上提起,暴露声门后,将气管导管经口或经鼻送入气管内,妥善固定。

插管中需注意:

1. 防止喉镜置入时将下唇卷入导致损伤。

2. 喉镜片采用上提方法,切忌以上颌中切牙(俗称上门牙)为支撑点用"撬"的力量暴露声门而损伤上颌中切牙。

(三)特殊方法气管插管术

除经口或经鼻明视插管方法外还有一些特殊的插管方法,如经鼻或经口盲探插管、经喉罩插管、经支气管镜引导下插管、硬质支气管镜明视引导插管、气管切开插管及逆行气管插管等等,主要适用于插管困难的患者。

(四)气管插管术的并发症

1. 插管并发症。 ① 牙齿及口腔软组织损伤;② 高血压及心动过速;③ 心律失常;④ 颅内压增高;⑤ 导管误入食管。

2. 拔管后并发症。 ① 炎、喉炎:可自行消失,不需特殊治疗;② 喉水肿或声门下水肿:多见于婴幼儿;③ 声带麻痹;④ 杓状软骨脱臼:多与喉镜置入过深并上提过猛所致;⑤ 鼻窦炎:见于经鼻插管;⑥ 气管狭窄:长时间气管内导管留置所致。

三、脑电双频谱指数监护

在全身麻醉手术中,术中知晓可造成患者心理不愉快,恐惧手术,对医生产生不信任感以及逆反心理。由于全身麻醉普遍采用肌松药,使判断麻醉深度最为主要的呼吸和体动两项指标失去意义,从而使麻醉深度的判断益见困难。近年来麻醉深度的各种监测手段发展迅速,出现了脑电双频谱指数(bispectral index,BIS)等一系列的监测指标,使全麻深度的判断有了科学的量化标准。

Barnett 等于 1971 年提出了脑电双频谱指数分析方法。该方法在功率谱分析的基础上复合脑电相关函数谱分析技术,既测定脑电图的线性部分(包括频率和功率),又分析其非线性部分(包括位相和谐波),从而提高了 EEG 分析的完整性。

BIS 监测仪用专门的运算法则将一系列定性的脑电图描述符组合为一个多变量的数值,即 BIS 值,这个数值在 $0 \sim 100$ 之间的范围内,数值减少时表示大脑皮层抑制加深。BIS 值和意识状态的高度相关性已经被许多研究证实。

在实践中,BIS 值决定于平均 $15 \sim 30$ 秒的脑电图信号采集,并用一个从 0 到 100 之间的无纲量非线性的数值来表示,0 表示无电活动,100 表示清醒状态。BIS 值>95 表示清醒状

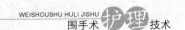
态,在 65～85 之间为镇静状态,在 40～65 之间为全身麻醉觉醒抑制状态,<40 则为暴发抑制模式。

BIS 的局限性表现在以下几方面:因为伤害性刺激的体动反应是脊髓介导的,而 BIS 反映大脑皮层的电活动和麻醉的镇静组分,因此不能预测刺激引起的体动或血液动力学改变;不能有效预测意识的恢复时间;不能用于监测氯胺酮和笑气麻醉或镇静时的意识状态;对于有 CNS 损伤的患者、EEG 低电压的患者,BIS 无意义。但 BIS 仍然是目前临床应用最广、时间最长、最成熟的方法,仍是麻醉深度监测的金标准。其监测结果在美国是唯一可用作司法证据的。

四、麻醉恢复室护理

大多数患者麻醉苏醒期经过平稳,但术后即刻的并发症可能是突发的和危及生命的。麻醉后恢复室(PACU)简称恢复室,可为所有麻醉和镇静患者的苏醒提供良好的密切监护和处理。恢复室由专门的麻醉医师和护士组成,要求能对患者在苏醒期间出现的一切异常情况做出迅速而有效的诊治。恢复室应紧邻手术间,为一大房间,护士站可以监测到每张病床,必要时可以用垂帘分隔。恢复室中应配备常规处理设备(氧、吸引装置、监护系统)和进一步支持设备(呼吸机、换能器、输液泵、心肺复苏抢救车),麻醉和抢救的药物必须准备妥当。

1. 提前通知。手术结束后,手术室护士应电话通知恢复室工作人员,告知患者即将抵达,以及需准备的特殊药品和设备。

2. 认真交接,严密观察。患者应在麻醉医师和手术巡回护士的陪同下由手术室护送至恢复室。患者一进入恢复室,巡回护士应立即向恢复室护士报告患者的生理及心理状况,如有维持生命的必需设备(如呼吸器),应马上接妥,接着立即连接心电监护和脉搏氧饱和度,作连续监测,记录生命体征。之后,麻醉医师和巡回护士与恢复室工作人员详细交接患者术中情况,包括手术名称、输血输液量、麻醉药物使用情况、循环呼吸状态及其他特殊情况,如术前重要的合并症。恢复室护士管理好液体通道和出入量,严密监测患者各项生命体征,防止患者躁动、坠落、撕抓引流管道、输液通道及伤口敷料。如出现术后意外,及时汇报,并做好抢救准备。

3. 返回病房的条件。待患者意识状态良好,肌力恢复正常,呼吸次数满意,停用呼吸机较长时间且血氧饱和度在正常范围时,可拔除气管导管。拔除气管导管后,观察患者恢复定向力,呼吸频率、潮气量正常,气道通畅,循环基本稳定,肌力达到能抬头抵抗重力时,即可送回病房。

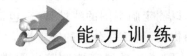

能力训练

一、选择题(A1 型题)

1. 麻醉前禁食、禁饮的主要目的是预防 （ ）

A. 呕吐误吸 B. 术中排便 C. 术后尿潴留 D. 术后腹胀

E. 术后便秘

2. 为防止全麻时呕吐和手术后腹胀,手术前禁食、禁饮的时间是 （ ）

    A. 4 小时禁食,2 小时禁水   B. 6 小时禁食,4 小时禁水

    C. 8 小时禁食,6 小时禁水   D. 10 小时禁食,4 小时禁水

    E. 12 小时禁食,4～6 小时禁水

3. 下述哪项药物需要做皮肤过敏实验 （ ）

    A. 普鲁卡因   B. 利多卡因   C. 氟烷   D. 乙醚

    E. 氯胺酮

4. 硬膜外麻醉最严重的并发症是 （ ）

    A. 血压下降   B. 血管扩张   C. 尿潴留   D. 呼吸变慢

    E. 全脊髓麻醉

5. 腰麻后患者去枕平卧 6～8 小时主要是预防 （ ）

    A. 头痛   B. 呕吐   C. 低血压   D. 切口痛

    E. 腰痛

6. 普鲁卡因一次应用的最大量为 （ ）

    A. 1g   B. 0.4g   C. 0.4mg   D. 0.1g

    E. 0.1mg

7. 有减少呼吸道分泌作用的麻醉前用药是 （ ）

    A. 阿托品   B. 苯巴比妥钠   C. 地西泮   D. 哌替啶

    E. 氯丙嗪

8. 全身麻醉患者清醒前最危险的意外及并发症是 （ ）

    A. 窒息   B. 体温过低   C. 坠床   D. 引流管脱出

    E. 意外损伤

9. 全麻后完全清醒是指 （ ）

    A. 呼之能睁眼   B. 对刺激有反应

    C. 能听到讲话   D. 能正确回答问题

    E. 能翻身活动

10. 全麻时发生下呼吸道梗阻的原因有 （ ）

    A. 舌后坠   B. 口腔内分泌物阻塞大气道

    C. 喉头水肿   D. 支气管痉挛

    E. 呕吐造成异物阻塞

(A2 型题)

11. 郑先生,38 岁。因车祸欲行剖腹探查术,采用连续硬膜外麻醉,应如何协助麻醉师安排麻醉体位 （ ）

    A. 头后倾、垫肩垫、平卧位

    B. 侧卧位、抬高腰桥

    C. 侧卧位、低头、弓腰、抱膝

    D. 侧卧位、下面肢体伸直、上面肢体屈曲卧位

    E. 坐位

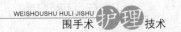
12. 张女士,34 岁。患有甲亢,术前准备中。查体:血压 130/82.5mmHg,脉搏 102 次/分, 呼吸 18 次/分。意识清晰。下述哪项术前处置不恰当 （   ）

A. 术前 30 分钟哌替啶肌肉注射

B. 术前 30 分钟阿托品肌肉注射

C. 术前禁食 12 小时

D. 术前禁水 4～6 小时

E. 术前需作麻醉药过敏试验

(A3 型题)

(13～14 题共用题干)胡女士,45 岁。全麻术后。查体:意识尚未恢复,血压 120/ 90mmHg,脉搏 90 次/分。口唇发绀,呼吸时出现鼾音。肺部听诊未听到啰音。

13. 患者可能发生 （   ）

A. 呼吸分泌物过多

B. 喉痉挛

C. 支气管痉挛

D. 舌后坠

E. 呕吐物所致窒息

14. 该患者应采取何种护理措施 （   ）

A. 立即气管插管

B. 立即托起下颌

C. 立即气管粗针头穿刺

D. 立即雾化吸入

E. 立即气管切开

项目四　手术护理

任务一　普通外科手术护理

案例引入

　　李某,女性,70 岁。反复呕血 1 月余,并伴黑便。查胃镜提示"胃体隆起性病变,性质待定。胃癌?",病理提示"(胃体)印戒细胞癌",门诊拟"胃癌"收治入院。入院查体: T: 37.2℃,P: 68 次/分,R: 16 次/分。患者有高血压 5 年,最高血压 190/100mmHg。皮肤、巩膜无黄染,颈部甲状腺Ⅲ度肿大,浅表淋巴结未触及肿大,腹平软,无压痛反跳痛,肝脾肋下未及,Murphy 征阴性,移动性浊音阴性;双下肢无水肿。实验室检查: WBC $3.5×10^9$/L,RBC $3.22×10^{12}$/L,Hb 95g/L,PLT $144×10^9$/L,N 68.4%,尿蛋白 2+,大便常规无殊,电解质、血气、肝肾功能无明显异常。腹部 CT:胃体部胃壁增厚, 形态固定,符合胃癌表现。

　　患者定于 2010 年 3 月 1 日在全麻下行胃癌根治术(远端胃次全切除,毕Ⅱ式吻合)。作为手术室护士,应如何做好围手术期的护理工作。

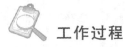 **工作过程**

一、手术前准备

(一)术前准备室患者准备

1. 患者交接与术前准备项目核查。

(1)按择期手术安排表上信息,病房护士核查患者信息和术前准备情况,准备就绪后, 手术室工友提前 30 分钟～1 小时将患者接至术前准备室。

(2)术前护士亲切问候,简单介绍环境和手术流程,核对患者身份(姓名、性别、年龄、住院号、手术名称、手术部位),确认患者手腕带身份信息、手术总安排表、病历资料相一致,并逐项核查术前准备项目完善情况,签名记录。"术前项目核查表"见附表 1。

2. 术前患者评估与护理。

(1)通过交谈和查阅病历,初步了解患者病情、麻醉和手术方式,评估神志、呼吸、循环、社会心理、皮肤等各个系统情况,查看影像学、胃肠镜实验室检查的结果和血压控制的情况。

(2)了解患者对手术、麻醉计划的理解和知晓程度,倾听患者主诉,耐心解答患者的疑虑,针对性地进行心理疏导,让其了解手术流程,消除恐惧心理,征询有无特殊需求。

(3)保持术前环境的有序、安静和整洁,患者之间用床帘隔开,语调轻柔,措词忌用胃癌等字样,注意保护患者的隐私。

(4)核对无误后常规 20# 留置针开通静脉通路,遵循医嘱使用麻醉前镇静药和手术前 1 小时使用抗生素,并观察用药后的反应。

(5)播放柔和的轻音乐,宣教术中简要过程及麻醉后的康复过程,评估核实患者对病房的术前宣教内容的理解和掌握程度,如疼痛相关知识及术后深呼吸及肢体活动度的理解和示范。

(6)准备完毕后,有特殊病情/患者需求、随身物品(病历、X/CT 片、术中用药等)与麻醉医生、巡回护士床边进行交接,患者入手术室。

(二)术前手术间和手术用物的准备

1. 当日第一台手术开始前 30 分钟开启净化空调系统,将手术室内温度控制在 22～25℃, 湿度控制在 50%～60%。

2. 检查手术间设施。检查手术床、器械台、器械托盘、X 线观片灯、脚踏凳、挂钟等,使其处于备用状态。

3. 检查手术所需设备。无影灯、高频电刀、中心吸引等,功能状态良好,设置至备用状态。

4. 查看(可通过电脑检索)胃大部切除术(毕Ⅱ式)的"医生特殊需求卡",根据需求卡准备手术器械及用物。

(1)器械准备。剖腹器械包、胃钳、胃肠消毒包、圆盘拉钩。

(2)特殊缝线准备。2-0可吸收线,3-0可吸收线。

(3)特殊用物准备。直线切割闭合器及钉仓。

(4)药物/液体准备。温灭菌蒸馏水。

(三)手术患者的核对和评估

1. 巡回护士与麻醉医生至术前准备室接手术患者,按照"术前项目核查表"(附表1)上的内容逐项核对并签名。核对内容包括:患者身份、手术名称、手术部位、麻醉、输血知情同意等,确认术前各项准备已完备。

2. 评估患者的病情,查看实验室检查的结果,了解患者呼吸、循环、体温、水电解质平衡等情况,评估有无感染性疾病。评估患者的皮肤状况,对患者年龄、营养状况、有无糖尿病等常规评估,运用 Braden Scale 评分标准对患者进行正确评分,包括感觉受限、活动方式、活动能力、营养、摩擦/剪切力。

该手术患者的年龄为70岁,有高血压史,麻醉、手术时间估计大于2小时,Braden Scale 评分≤12分,为发生皮肤破损的高危患者。在手术中要加强对该患者的皮肤观察,保持床单位平整、干燥,安置体位时采取必要的措施来防止皮肤破损及压疮的发生。评估该患者年龄大,有高血压史,麻醉、手术时间长,手术创伤较大,在手术过程中易发生体温过低。应在手术过程中随时注意室温的调节,与麻醉医生一起关注和监测患者体温,注意术中体温的保护,采用加盖温毯、输注液加温、冲洗液加温的方法来防止体温过低。

(四)患者的转运及保护

患者在转运过程中,应确保转运床的护栏拉起,确保患者温暖、舒适,减少不必要的颠簸碰撞,并注意将患者的输液管路保持在正常位置。患者搬至手术床的过程中,应随时遮挡患者,保护患者的隐私。搬至手术床上后应立即使用约束带约束,防止患者从手术床上坠落。护士应在手术间看护患者,并注意给患者保暖,保证患者的安全,并适时跟患者交流与解释,减轻心理压力。

(五)麻醉开始前的安全核查

麻醉实施前,由手术医生、麻醉医生及手术室护士根据"手术安全核查表"共同核查患者并签名。主要内容:患者身份、手术名称、手术部位、手术麻醉知情同意、术前备血,麻醉、手术准备完成情况。

(六)麻醉护理

该患者的麻醉方式为全身麻醉。巡回护士应密切配合麻醉医生,做好全麻患者的护理工作:

1. 关上手术室门,保持室内安静,避免大声喧哗及器械碰撞声。

2. 陪伴在患者身边,给患者心理支持,帮助其减轻恐惧感。

3. 保证患者体位安全、固定,防止患者入睡后坠落损伤。

4. 连接负压吸引装置,出现意外情况时积极协助抢救,如协助开放多条静脉通路、提供

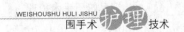

抢救设备、寻求其他医生的帮助等。

5. 麻醉诱导结束后,为患者留置导尿、插胃管。

(七)手术台的准备及物品的清点

1. 手术前由洗手护士打开无菌手术包,将手术中用到的无菌物品放入无菌台上。根据"医生特殊需求卡"再次确认物品准备齐全,认真核对无菌器械、敷料包及一次性手术用物的灭菌日期、灭菌效果并确认无误。在手术开始前15~30分钟进行外科洗手、穿无菌手术衣、戴无菌手套,整理无菌器械台。

2. 洗手护士与巡回护士共同清点器械、敷料、缝针等手术用物,并记录在手术清点单上。清点完毕,洗手护士将手术器械分类摆放,安装手术刀片,将不同型号缝针穿好缝线备用。

(八)手术体位的安置

体位安置的原则:在不影响患者呼吸循环及身体各部分功能的情况下,避免神经和肌肉受压,使患者舒适,同时要尽可能暴露最佳手术野,便于手术操作。手术体位由巡回护士、手术医生及麻醉师共同完成。

该患者手术体位为仰卧位。仰卧位安置的方法:患者平卧,头枕头圈,两手平放身体两侧,整理好各输液管路,用开口单包裹双手并将开口单两端塞在床垫下固定,膝关节用约束带固定。如上肢需外展,外展不得超过90°。为防发生压疮,应在患者的脊椎、尾骶部两侧适当垫1~2块棉垫,将小软垫垫于小腿中部,使足跟悬空,防止受压。

体位安置好后,将电刀回路极板放于肌肉平坦、血管丰富的部位,防止术中电灼伤。

(九)手术开始前患者的核查、协助手术开始

由手术医师或巡回护士做患者的皮肤消毒,洗手护士、巡回护士共同帮助手术人员穿好手术衣,洗手护士协助手术者铺无菌巾。巡回护士负责连接好吸引器、电刀,调节好输出功率,摆踏脚凳,安排手术人员就位,调节好灯光,清理污物桶。

手术开始前,由手术医生、麻醉医生及手术室护士根据手术安全核查表,再次进行患者核查。核查的主要内容:患者身份、手术名称、手术部位,由手术医生、麻醉医生、手术护士分别陈述手术关注点、麻醉关注点以及手术用物准备情况。核查后,手术开始。

二、手术中配合

(一)手术步骤与手术配合

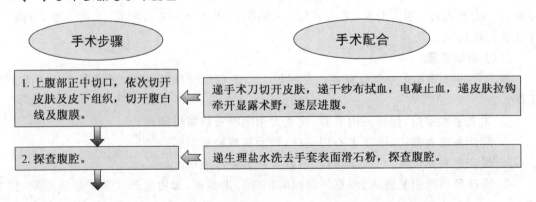

3. 在横结肠上缘切开胃结肠韧带，分离横结肠系膜前叶，向上至胰腺下缘，继续分离胰腺包膜至胰腺上缘。

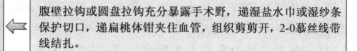

腹壁拉钩或圆盘拉钩充分暴露手术野，递湿盐水巾或湿纱条保护切口，递扁桃体钳夹住血管，组织剪剪开，2-0慕丝线带线结扎。

4. 解剖胃网膜右动脉，将胃网膜右动脉由胰十二指肠动脉分支根部离断结扎，清扫第6组淋巴结。

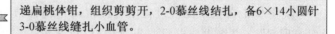

递扁桃体钳，组织剪剪开，2-0慕丝线结扎，备6×14小圆针3-0慕丝线缝扎小血管。

5. 游离小网膜，在肝下缘切开小网膜，清扫肝十二指肠韧带及肝总动脉旁淋巴结，离断胃右动脉，清除周围淋巴结。

递扁桃体钳，组织剪剪开，2-0慕丝线结扎，备6×14小圆针3-0慕丝线缝扎小血管，用干净的湿纱布接淋巴结，与医生确认标本名称，交于巡回护士，装入标本袋。

6. 在幽门下方约3cm处用直线切割闭合器（一般选择5mm）离断并闭合十二指肠残端，外周以3-0的慕丝线间断加强。

备55mm切割闭合器（具体型号依术中情况由医生决定），装好钉仓，切断并闭合十二指肠残端，外周用6×14小圆针3-0的慕丝线间断加强。

7. 结扎胃左动静脉，清扫周围淋巴组织。

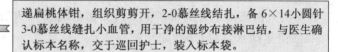

递扁桃体钳，组织剪剪开，2-0慕丝线结扎静脉，大弯钳夹胃左动脉，0#慕丝线结扎加2-0慕丝线缝扎胃左动脉，淋巴管结扎一般用2-0或3-0慕丝线。

8. 沿胃大弯结扎血管，游离胃大弯，切除胃远端70%，移除标本，与距离屈氏韧带20cm处行残胃空肠端侧吻合。

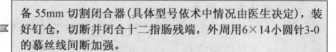

递扁桃体钳，组织剪剪开，2-0慕丝线结扎，备胃肠消毒包，爱立司夹取5%PVP-I棉球用于胃肠吻合口消毒，凡接触胃黏膜的器械应视为污染。

9. 沿以2-0、3-0可吸收线连续缝合胃肠吻合口，2-0慕丝线间断加强并止血。吻合口可通过2指。3-0慕丝线间断缝合浆膜层包埋吻合口。关闭系膜孔。

递无齿长镊，吻合口用2-0、3-0可吸收线连续缝合，2-0慕丝线间断加强，备6×14小圆针3-0慕丝线间断缝合浆膜层，并缝合关闭系膜孔。

10. 沿腹腔彻底止血，蒸馏水反复冲洗腹腔，放置引流管于网膜孔处，清点器械无误后逐层关腹。

仔细清点器械、敷料等数目，9×24圆针0#慕丝线关腹，9×24三角针3-0的慕丝线缝皮肤，递有齿镊，9×24三角针2-0的慕丝线固定引流管。

图4-1　胃大部切除术（毕Ⅱ式吻合）手术步骤与手术配合

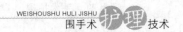

（二）手术配合要点

1. 洗手护士配合要点。

（1）术中严格遵守无菌技术操作原则，并监督他人执行。随时保持手术野、手术器械台、器械托盘的无菌和整洁。

（2）洗手护士必须熟悉手术配合步骤，手术过程中集中精力，密切观察手术进程及需求，主动、敏捷、准确地传递所需要的器械物品，及时收回用过的器械，擦拭血迹，整理有序，使之时刻处于功能状态，以保证及时传递。

（3）洗手护士在整个配合过程中应经常清点缝针敷料，注意用物的数量正确，缝针用后应及时收回，别在海绵上或缝针收集盒内，以免遗失。

（4）手术中如使用切割闭合器，必须和医生核实型号，按操作说明规范操作。

（5）手术中应遵循无瘤技术原则，切除肿瘤的相关器械应放置在器械台上设置的"瘤区"，必须在灭菌蒸馏水常温下浸泡5分钟破坏肿瘤细胞后方可再次使用。术中冲洗液应选择43℃灭菌蒸馏水，以破坏肿瘤细胞。

（6）随时注意术中的进展情况，若有大出血等意外情况时，应沉着果断，备齐止血、抢救器械及物品，密切配合医生抢救，并做好记录。

2. 巡回护士配合要点。

（1）术中严格控制手术室人员的出入，监督手术中无菌技术操作的执行，保持手术间安静、整洁、清洁。严格遵守保护性医疗制度。

（2）巡回护士应密切观察手术进展情况，主动与手术人员联系，保证及时供应术中所需的物品，术中增减的器械和用物要及时清点、核对并记录。

（三）术中病情的观察及护理

1. 巡回护士应坚守工作岗位，密切观察病情，充分估计手术中可能发生的情况，做好应急准备。

2. 术中要注意保持患者输液通畅、体位正确、肢体不受压，注意室内温度的调节。同时要保证吸引通畅，并注意观察吸引瓶内的引流量。

3. 术中如需执行输血、用药等口头医嘱，应执行"Repeat"程序，向医生复述确认后方可执行，并做好记录。

4. 术中如需输血制品，应严格按照输血制度，与麻醉医生共同核对，并在输血记录单上签名后方可输入。

5. 术中如有大出血、病情变化需抢救时，巡回护士应按照制度规定，及时汇报并寻求帮助。准备好抢救物品如除颤仪、各种止血材料，听从麻醉医生、手术医生的指挥，密切配合抢救。

（四）标本的保管

1. 手术中切下的胃标本及淋巴结，洗手护士不得用手直接接触，用弯盘接取后暂时放在器械台的左上角。术中标本有2只以上的，洗手护士应立即将标本递给巡回护士。由巡回护士将不同手术标本分袋装入标本袋内，并贴上标签（注明患者姓名、床号、住院号、标本名称）。忌用敷料送检标本。

2. 巡回护士在"手术护理记录单"上、"标本登记本"上记录标本名称、数量，手术结束后,巡回护士和医生核对后签名。

3. 手术结束后,由手术医生按病检单要求逐项填写完整。巡回护士将"病检单"连同标本一起送往标本室。标本用大约为标本量的 3～5 倍的 10‰福尔马林固定,妥善放置在标本存放处,并做好登记。

4. 术中需作冰冻切片检查时,标本忌用福尔马林固定,按送检制度立即送检,并作好记录。医生接听或护士复述病理科的电话报告,应执行"Read back"程序,并将结果记录在标本登记本上。

(五)手术护理记录单的书写

记录是巡回护士的主要职责,应用"手术护理记录单"对患者手术全程进行记录。"手术护理记录单"书写要求:

1. 书写手术护理记录单,一律使用蓝黑水笔或钢笔,并使用中文和通用的医学术语或缩写。

2. 符合《病历书写基本规范》的要求。要求客观、准确、真实、完整并及时填写。字迹清晰,页面干净,不得涂改、伪造。出现错字时双线划在错字上,并附书写人姓名缩写。与麻醉单相同的项目,要求巡回护士与麻醉医师记录内容应相符。

3. 记录内容包括:所有参加手术人员的名字、所进行的手术名称和所有相关的时间,包括患者进出手术室的时间、麻醉和手术开始时间、手术结束时间,手术标本、术中用药、假体移植物的植入等。

4. 手术无菌物品的灭菌指示卡、一次性植入器材以及贵重耗材的条形码都要粘贴在手术记录单上。

5. "手术护理记录单"作为病历资料存档。

(六)手术物品的清点

1. 手术物品的清点目的是:通过清点保持手术缝针、敷料、器械、零星物件数字正确,确保患者安全;确保手术医生、护士和医院免于法律诉讼;避免手术器械遗失。

2. 手术物品清点的内容包括:缝针、敷料、器械、钉仓、棉球等术中用物数量。必须严格核对器械是否齐全完整,功能是否良好,螺丝是否松动、完整等。

3. 手术物品清点时间。分别为手术开始前、关闭体腔(缝合伤口)前、关闭体腔(缝合伤口)后,皮肤缝合时。

4. 清点必须严格按照清点制度执行。洗手与巡回护士一起参与清点,清点必须有足够的时间,并在没有其他事情影响的情况下进行。

5. 在清点过程中,洗手、巡回护士双方均应目光注视清点物,唱点所清点的物品(以发出对方听到的音量为宜)。如一方有疑问都应重复清点,不互相抱怨。必须确保物品清点正确,严防异物遗留在体腔或组织内。

三、手术后整理

(一)手术切口的包扎

手术结束后,洗手护士协助擦净伤口及引流管周围的血迹,协助包扎伤口及固定好各种引流物。巡回护士及时提供伤口包扎所需用物,并清点好病房随身带来的物品如 X 片等。

（二）手术患者的核实

手术结束前 10～15 分钟,巡回护士通知麻醉恢复室护士做好接收患者准备,患者离开手术室前,手术医生、麻醉医生及手术室护士根据手术安全核查表再次进行患者核查。核查的主要内容:患者身份,手术方式的确认,确认物品清点正确、标本正确、皮肤完整,确认各引流管及患者去向等。核查后,由麻醉医生评估患者后与手术一助医生送患者至麻醉复苏室。

（三）手术后终末处理

手术结束后,洗手护士将手术器械送至中心供应室,并与供应室人员按器械清点单核对交接。巡回护士应整理好手术间并将物品归还原位,督促清洁工人做好手术间清洁,并负责做好手术间仪器设备的清洁工作。

四、麻醉恢复室护理

（一）术后患者交接和入室评估

1. 手术结束后,由麻醉医生评估患者情况,患者自主呼吸恢复,循环稳定,胃部手术区无特殊情况,与手术第一助手医生一同送患者至麻醉恢复室。

2. 从麻醉医生处获得书面及床边口头交班报告。回顾病史、手术经过及术中情况,评估现状有无异常情况及复苏过程中注意事项。

3. 根据该患者的气道情况,给予经气管导管-T 管吸氧或面罩吸氧 8L/min。

4. 采用美国麻醉恢复室(PACU)Aldrete 评分标准,根据神志、肌力、呼吸、循环、指脉搏血氧饱和度 5 个方面,每项 2 分,对其进行入室初始评估计分。

5. 结合从头到脚的全身系统评估,常规监测评估以下项目:

（1）呼吸系统。频率、幅度、气道情况、指脉搏血氧饱和度,观察唇色。

（2）循环系统。脉率、心电图和血压。

（3）神志、神经肌肉功能。观察对刺激、唤醒的反应,瞳孔大小和对光反射,是否烦躁或嗜睡,合作的程度,肌力恢复情况。

（4）测量体温,观察全身皮肤颜色,接触皮肤感知干湿、冷热,有无低体温存在。

（5）运用合适的疼痛评分工具/方法,评估有无恶心、呕吐。

（6）检查手术部位,敷料是否干燥。

（7）检查静脉穿刺点、各引流管部位,尤其是胃管的置管深度及固定方法,保持各引流管、有创监测畅通及处于功能状态。

（8）监测记录术中的出血量、尿量和输液/输血入量。观察尿的颜色、胃管的引流色、球结膜有无水肿和皮肤弹性,评估液体电解质平衡情况。

（9）手术时间长,检查背部、尾骶部、后脑等部位皮肤有无压红或压疮。

（10）客观记录以上初始评估资料,评估分析复苏过程中有无存在的或潜在的护理问题,制订计划并加以实施。

（二）持续评估

1. 带气管插管,评估若达到拔管指征,报告给麻醉医生,请医生予以拔除。注意无菌操作原则,观察拔管后的反应。注意拔气管导管时对胃管的保护,防止意外拔除胃管。

2. 按需使用口咽或鼻咽通气道,患者清醒后及时拔除。

3. 并及时告知患者手术已结束,在复苏过程观察中,做好心理支持和安慰。

4. 做好术后基础护理。无特殊禁忌,常规抬高床头 30°或予侧卧位。鼓励患者深呼吸、咳嗽,协助翻身,促进肺的扩张,防止肺部感染和肺不张。

5. 用棉棒或湿纱布做口腔护理,消除胃癌术后口腔异味,提高患者舒适度。

6. 消除术后低温/寒战,措施有:加盖棉被或毛毯;暖风机取暖,注意防止局部烫伤;未明显改善遵医嘱药物辅助治疗(如曲马多、哌替啶等)。

7. 密切观察病情。该患者复苏过程中,重点关注血压控制情况、脉搏、呼吸及腹部体征,疼痛的程度、性质和部位。胃管引流,腹部引流管的量及颜色。早期注意有无潜在出血、吻合口瘘等并发症的存在。

复苏过程中随时评估记录,有下列情况及时通知麻醉医生、手术医生:

(1)呼吸/循环系统的并发症(呼吸道梗阻、低氧血症、持续高血压等)。

(2)手术切口渗血、出血。

(3)有症状/体征迹象表现为内出血。

(4)全麻术后 1 小时后仍未有反应者。

(5)不正常的实验室报告。

(6)难控制的疼痛、恶心。

(三)出科评估

麻醉恢复室护理单元最大功效是在手术麻醉结束后的短暂时间内提供专业的护理,恢复和维持患者自主呼吸与循环,精神、感觉、和运动功能接近麻醉前水平。当患者达到以下护理目标时,即可出科回病房继续观察。

1. 出科标准。

(1)评估麻醉及手术达到预期效果。

(2)PACU-5 项评分标准达 9 分或术前基础水平:

肌力:能活动四肢与抬头;呼吸:正常的呼吸与咳嗽;循环:循环稳定,血压与术前相比波动<20mmHg;神志:清醒;SaO_2>95%或脱面罩吸空气下 SaO_2>92%,肤色正常。

(3)生命体征在正常范围,手术部位无出血。

(4)恶心、呕吐、疼痛得到有效控制。

(5)术后体温在正常范围。

(6)麻醉医生、恢复室护士共同评估患者,所有患者由麻醉医生或主治医生签字同意出科。

2. 客观记录患者在恢复室入出科情况、病情变化及护理情况,记录要真实、准确、及时、完整,术后护理记录单随病历存档。

3. 电话通知病区该患者返回时间及物品准备,由恢复室护士和工友送至病区,注意路途转运安全,并与病区护士做好床边和书面交接。

(四)转科至重症监护室

1. 在恢复室 PACU 评分或等于 5 分,经治疗无改善迹象的患者或有其他更严重的并发症,经手术、麻醉医生共同评估决定,转入重症监护病房进一步治疗。

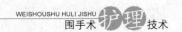

2. 由麻醉医生、恢复室护士、手术室工友一起运送患者至 ICU,做好转运路途中的维护与监测,确保安全。

任务二　腔镜外科手术护理

案例引入

　　黄某,女性,38 岁。反复右上腹疼痛 3 年再发 3 天,拟"慢性胆囊炎、胆囊结石"于 2009 年 3 月 26 日收住入院。入院查体:T:37.2℃,P:82 次/分,R:16 次/分,BP:135/84mmHg,神志清,皮肤、巩膜无黄染,心肺无殊,腹软,右上腹轻压痛,无反跳痛及肌紧张,Murphy 征阳性,肝脾肋下未及。B 超示:胆囊结石、胆囊炎。定于 3 月 28 日在全身麻醉下行"腹腔镜下胆囊切除术"。

　　作为手术室护士,应如何做好围手术期的护理工作?

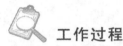
工作过程

一、手术前准备

(一)术前准备室患者准备
手术前准备室患者准备和手术间准备及普通外科手术护理相同。

(二)术前手术用物的准备
1. 腹腔镜设备的组成。
(1)摄像成像系统。由镜头、摄像头、摄像机、监视仪组成。
(2)冷光源系统。由光导纤维、冷光源组成(与摄像机相连起到自动调光作用)。
(3)CO_2 气腹机系统。由气腹针、气腹管、气腹机和 CO_2 气体组成。
(4)凝血系统。由单(双)极电线、高频电刀、脚踏组成。
　　常规在手术间仪器车上按序放置内镜设备。顺序为:监视仪、气腹机、冷光源、摄像机。该仪器车放置在患者头部的右侧,将另一监视仪放在对侧。
2. 巡回护士必须在手术前对腹腔镜设备进行检查和调试。
(1)打开稳压器开关,依次打开各仪器的电源开关。
(2)检查监视仪有无图像出现,若无,查看线路连接是否正确。
(3)检查监视仪上图像的色彩、亮度、逼真程度。
(4)检查摄像头表面的清洁度,调节焦距旋钮至画面最清晰的位置。
(5)检查 CO_2 气源是否充足。
(6)将气腹机的压力设置为 12~15mmHg,必须高于腹内压,以防腔内压力气体、液体及血液倒流入气腹机。

3. 查看(可通过电脑检索)"医生特殊需求卡"。根据腹腔镜胆囊切除术的需求卡准备手术器械及用物。

4. 器械准备。

(1)腹腔镜基本器械：刀柄1、组织剪1、线剪1、小弯血管钳4、中弯血管钳2、可克钳2、有齿镊1、布巾钳2、爱立司钳2、持针器1、直角拉钩2、爪拉钩2。

(2)腹腔镜器械。气腹针1.5mm及10mm穿刺器(trocar)各2、无齿抓钳2、有齿抓钳1、小弯分离钳1、微剪1、电凝钩1、施夹钳1、冲吸器1、胆囊穿刺针1,必要时准备造影钳。

(3)特殊缝线准备。0♯可吸收线圆针,4-0可吸收线三角针。

(4)特殊用物准备。30°镜头,钛夹(根据医生需求选择)、无菌粘胶带(strip)。

(5)药物/液体准备。灭菌蒸馏水、生理盐水,必要时备造影剂。

(三)手术患者的核对和评估

1. 巡回护士与麻醉医生至术前准备室接手术患者,按照术前项目核查表上的内容逐项核对并签名。核对内容包括：患者身份、手术名称、手术部位,手术、麻醉、输血知情同意等,确认术前各项准备已完善。

2. 评估患者的病情,查看实验室检查的结果,了解患者呼吸、循环、体温、皮肤、水电解质平衡等情况,查看碘皮试结果。

(四)患者的转运及保护

患者在转运过程中,应确保转运床的护栏拉起,确保患者温暖、舒适,减少不必要的颠簸碰撞,并注意将患者的输液管路保持在正常位置。在患者转运至手术床的过程中,应随时遮挡患者,保护患者的隐私。转运至手术床上后应立即使用约束带约束,防止患者从手术床上坠落。护士应在手术间看护患者,并注意保暖,保证患者的安全,并适时跟患者交流与解释,减轻其心理压力。

(五)麻醉开始前的安全核查

麻醉实施前,由手术医生、麻醉医生及手术室护士根据手术安全核查表共同核查患者并签名。主要内容：患者身份、手术名称、手术部位、手术麻醉知情同意、术前备血、麻醉和手术准备完成情况。

(六)麻醉护理

该患者的麻醉方式为全身麻醉,巡回护士应密切配合麻醉医生,做好全麻患者的护理工作。

(七)手术台准备及物品清点

1. 手术前由洗手护士打开无菌手术包,将手术中用到的无菌物品放入无菌台上。根据医生特殊需求卡再次确认物品准备齐全,认真核对无菌器械、敷料包及一次性手术用物的灭菌日期、灭菌效果并确认无误。在手术开始前15～30分钟进行外科洗手、穿无菌手术衣、戴无菌手套、整理无菌器械台。

2. 巡回护士协助洗手护士用无菌塑料套套好摄像头及光导纤维,打开已灭菌的镜头,洗手护士将镜头装好,并与光导纤维连接备用。

3. 洗手护士仔细检查腹腔镜器械的完整性及功能状态,包括钳端有无缺损、螺丝有无松动脱落、绝缘层有无脱落、吸引器头帽是否齐全等。

4.洗手护士与巡回护士共同清点器械、敷料、缝针等手术用物，并记录在手术清点单上。清点完毕，洗手护士将腹腔镜器械按序摆放，安装手术刀片，上好钛夹备用。

（八）手术体位的安置

该患者手术体位为仰卧位。仰卧位安置的方法为：患者平卧，头枕头圈，两手平放身体两侧，整理好各输液管路，用开口单包裹双手并将开口单两端塞在床垫下固定，膝关节用约束带固定。如上肢需外展，外展不得超过90°。体位安置好后，将电刀回路极板放于肌肉平坦、血管丰富的部位，防止术中电灼伤。

（八）手术开始前的患者核查，协助手术开始

由手术医生或巡回护士做患者的皮肤消毒，洗手护士和巡回护士共同帮助手术人员穿好手术衣，洗手护士协助手术者铺无菌巾。巡回护士连接好吸引器、电刀，调节好输出功率，摆好脚踏，安排手术人员就位，调节好灯光，清理污物桶。

腹腔镜设备的连接使用：

1.巡回护士连接好摄像系统、冷光源系统、CO_2气腹机系统，各连接管及光导纤维必须有足够的长度，避免折叠和盘曲。

2.打开摄像机和监视器开关，对白平衡：洗手护士将镜头对准白色背景（如纱布、盐水巾或白纸），巡回护士按住摄像机白平衡开关数秒，使画面色彩接近自然，提高对组织的分辨率。

3.打开冷光源，调节好亮度。

手术开始前，由手术医生、麻醉医生及手术室护士根据手术安全核查表，再次进行患者核查。核查的主要内容：患者身份、手术名称、手术部位，由手术医生、麻醉医生、手术护士分别陈述手术关注点、麻醉关注点以及手术用物准备情况。核查后，手术开始。

二、手术中配合

（一）手术步骤与手术配合

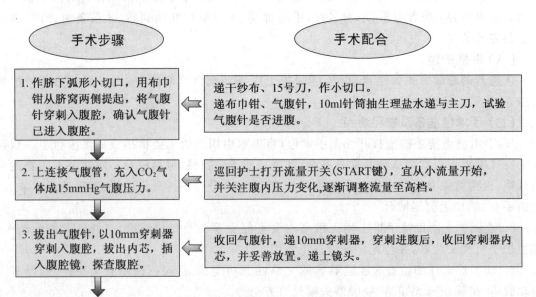

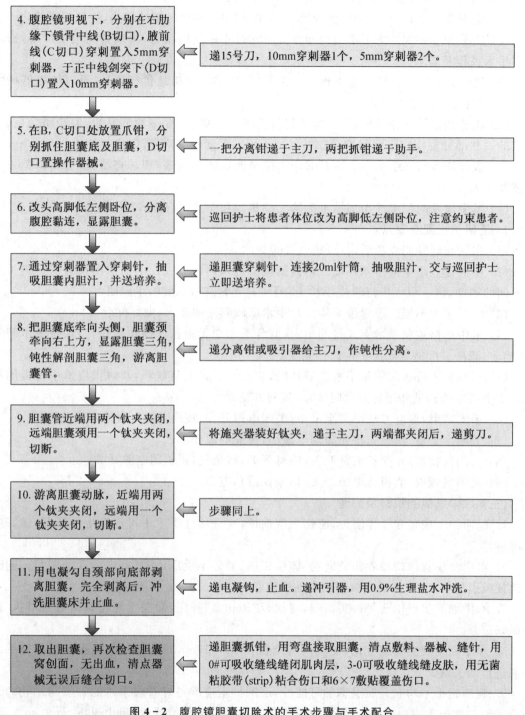

图4-2 腹腔镜胆囊切除术的手术步骤与手术配合

（二）手术配合要点

1. 洗手护士配合要点。

（1）术中严格遵守无菌技术操作原则，并监督他人执行。随时保持手术野、手术器械台、器械托盘的无菌和整洁。取出胆囊的抓钳应作污染处理。

（2）镜头要轻拿轻放，谨防碰撞摔落，必要时用湿纱布轻轻擦拭镜头，保证视野清晰。

（3）洗手护士必须熟悉手术配合步骤。手术过程中集中精力，视线紧随电视屏幕，密切观察手术进程及需求。

（4）洗手护士应熟悉腹腔镜器械的名称及用途，迅速准确地传递器械，及时检查器械的完整性，确保手术的顺利进行。

（5）腹腔镜器械在任何情况下，均不得投掷或相互碰撞，保持轴节灵活，尖端闭合良好。器械的锐利部分要特别注意保护，轻拿轻放，不可一手同时拿两件，以免摔坏。

（6）腹腔镜器械在手术台上应及时用灭菌蒸馏水擦尽血迹，切忌将器械拆开，以免丢失或遗留体内。

（7）术中应及时用湿纱布擦拭电凝钩上的焦痂和血迹，维持电凝功能。

2. 巡回护士配合要点。

（1）当气腹针穿刺成功后，打开进气开关。

（2）协助建立暗室的手术环境。当内镜镜头进入体内监视仪上图像出现的那一刻关闭手术间的照明，将一只无影灯给洗手护士，另一只无影灯给麻醉医生照明。

（3）熟悉手术不同阶段对手术体位及手术床倾斜度的要求，做好配合。

（4）术中严格控制手术室人员的出入，监督手术中无菌技术操作的执行，保持手术间安静、整洁、清洁。严格遵守保护性医疗制度。

（5）巡回护士应密切观察手术进展情况，主动与手术人员联系，及时供应术中所需的物品。术中增减的器械和用物要及时清点、核对并记录。

（6）手术结束，将电刀功率调至最小，关闭电源开关，拔出单极电凝线和回路极板。

（7）关闭冷光源；注意先将光源调至最小，再关电源开关。

（8）关闭气腹机，先关掉流量开关，关总开关，放余气，再关闭电源开关。

（9）关闭摄像机、监视器电源开关，切断仪器总电源。

（三）术中病情的观察及护理

1. 巡回护士应坚守工作岗位，密切观察病情，充分估计手术中可能发生的情况，做好应急准备。

2. 术中要注意保持患者输液通畅、体位正确、肢体不受压，注意室内温度的调节。同时要保证吸引通畅，并注意观察吸引瓶内的引流量。

3. 术中如需执行用药等口头医嘱，应执行"Repeat"程序，向医生复述确认后方可执行，并做好记录。

4. 术中密切观察气腹变化，使腹内压维持在 12～15mmHg，良好的气腹是腹腔镜手术顺利进行的关键。

5. 腹腔镜手术均有开腹手术的可能性，巡回护士应准备好开腹手术的器械与用物。开腹手术前与常规手术一样进行清点，并及时撤离腹腔镜镜头及器械，防止损坏。

（四）标本的保管

1. 手术中切下的胆囊标本，洗手护士不得用手直接接触，用弯盘接取后暂时放在器械台的左上角。

2. 手术结束,由手术医生取出胆囊内结石后,将胆囊标本装入标本袋,标本袋上注明患者姓名、床号、住院号、标本名称。

3. 巡回护士在手术护理记录单上、标本登记本上记录标本名称、数量,与医生核对后签名。

4. 由手术医生按病检单要求逐项填写完整。巡回护士将"病检单"连同标本一起送往标本室。标本用大约为标本量3～5倍的10％福尔马林固定,妥善放置在标本存放处,并做好登记。

5. 术中需作冰冻切片检查时,标本忌用福尔马林固定,按送检制度立即送检,并做好记录。医生接听或护士复述病理科的电话报告,应执行"Read back"程序,并将结果记录在标本登记本上。

6. 术中如需做胆汁培养,应由洗手护士用10ml无菌针筒在手术台上抽取胆汁后用单手回套针头套,交于巡回护士。巡回护士打印化验标签,在针筒上贴上标签后放入标本袋,外贴另一张标签。立即联系手术室工人送检,并做好记录。

(五)手术护理记录单的书写

手术护理记录单书写要求同普通外科手术护理记录。

(六)手术物品的清点

腹腔镜手术物品清点的内容包括:缝针、敷料、器械,其他包括曲罗卡封帽、钛夹板、导丝等术中用物数量。必须严格核对器械是否齐全完整,功能是否良好,绝缘层有无脱落,螺丝是否松动、完整等。手术清点的目的和要求同普通外科手术。

三、手术后整理

(一)手术切口的包扎

手术结束后,洗手护士协助擦净伤口周围的血迹,协助包扎伤口。腹腔镜胆囊切除伤口常规使用弹力创可贴包扎。巡回护士及时提供伤口包扎所需用物,并清点好病房随身带来的物品如X片等。

(二)手术患者的核实

手术患者的核实和手术后终末处理同普通外科手术护理。

四、麻醉恢复室护理

(一)术后患者交接和入室评估

术后患者交接和入室评估同普通外科手术护理。

(二)持续评估

1. 带气管插管,评估若达到拔管指征,报告给麻醉医生,医生予以拔除。注意保持无菌操作原则,观察拔管后的反应。

2. 按需使用口咽或鼻咽通气道,患者清醒后及时拔除。

3. 及时告知患者手术已结束,在复苏过程观察中。做好患者的心理支持和安慰。

4. 做好术后基础护理。常规抬高床头30°或予侧位。鼓励患者做深呼吸、咳嗽,协助翻身,活动四肢,促进肺的扩张。按需用棉棒或湿纱布做口腔护理,提高患者舒适度。

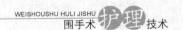

5. 术后放置引流管者,翻身时要避免引流管受压、扭曲、折叠,保持引流管通畅。

6. 消除术后低温/寒颤,措施有:加盖棉被或毛毯;暖风机取暖,注意防止局部烫伤;未明显改善遵医嘱药物辅助治疗(如曲马多、哌替啶)。

7. 腹腔镜全麻术后常规吸氧,以防止二氧化碳气腹造成高碳酸血症的危险。

8. 密切观察病情。该患者复苏过程中重点关注血压、脉搏、呼吸及腹部体征、疼痛的性质和部位。早期发现有无潜在出血、胆瘘、皮下气肿、呼吸性酸中毒、气胸等并发症的存在。

(三)出科评估

麻醉恢复室护理单元最大功效是在手术麻醉结束后的短暂时间内提供专业的护理,恢复和维持患者自主呼吸与循环,精神、感觉和运动功能接近麻醉前水平。当患者达到护理目标时,即可出科,回病房继续观察。客观记录患者在恢复室入出科情况,病情变化及护理情况,术后护理记录单随病历夹放存档。电话通知病区该患者返回时间及物品准备,由恢复室护士和工友送至病区,注意路途转运安全,并与病区护士做好床边和书面交接。

任务三 器官移植手术护理

案例引入

黄某,男性,37岁。患者于6个月前无明显诱因下出现乏力、嗜睡伴晨起恶心,偶有呕吐。呕出胃内容物少量,无发热,无腰酸,无眼睑水肿。诊断为"慢性肾衰竭,尿毒症"。今为求手术治疗,收治入院。入院查体:T:36.8℃,P:90次/分,R:18次/分,BP:120/80mmHg,脊柱及四肢无畸形,四肢关节无红肿及功能障碍。腹壁、提睾、膝腱反射存在,病理反射未引出。实验室检查:WBC:$8.9×10^9$/L,RBC:$3.64×10^{12}$/L,Hb:110g/L,N:70%,血肌酐499μmol/L,尿素氮13.4mmol/L。B超提示:双肾外形缩小,皮质回声增强,皮、髓质分界不清。暂无手术禁忌。定于2009年11月24日手术。

作为手术室护士,你应如何做好围手术期的护理工作?

工作过程

一、手术前准备

(一)外出取肾

1. 检查并固定取肾用物处于应急状态。 由于供肾来源有限,一般无法预先确定取肾的具体时间。应定期检查并固定几份取肾用物,避免因准备仓促而遗忘物品延误取肾,出现差错。

2. 制作表格。 把取肾所需的器械、用物列成表格,做到一目了然。加强准备查对制度,应由两位护士分别负责外出物品的准备及核对。

3. 外出取肾用物准备卡。按准备工作先后、急缓顺序,制定外出取肾用物准备流程,即使是非专科的护士也能根据用物准备卡准确无误地进行准备工作。

(二)术前准备室患者准备

术前准备室患者的核查和评估同普通外科手术护理。

(三)术前手术间和手术用物的准备

1. 当日第一台手术开始前 30 分钟开启净化空调系统,将手术室内温度控制在 22～25℃,湿度控制在 50%～60%。

2. 检查手术间设施。检查手术床、器械台、器械托盘、X 线观片灯、脚踏凳、挂钟等,使其处于备用状态。

3. 检查手术所需设备。检查无影灯、高频电刀、中心吸引等,保证其功能状态良好,设置至备用状态。

4. 查看(可通过电脑检索)肾移植手术的"医生特殊需求卡",根据需求卡准备手术器械及用物。

(1)器械准备。剖腹布类包、剖腹器械包、血管吻合特殊器械包。

(2)特殊缝线准备。5-0 prolene 圆针,5-0 vicryl 可吸收线。

(3)特殊用物准备。肾袋、双 J 导管、4℃肾灌注液、无菌冰块、动脉穿刺针、8 号橡皮导尿管、心耳钳。

(4)药物/液体准备。肝素钠、0.9%生理盐水 250ml。

(四)手术患者的核对和评估

1. 核对。巡回护士与麻醉医生至术前准备室接手术患者,按照术前项目核查表上的内容逐项核对并签名。核对内容包括:患者身份、手术名称、手术部位、手术、麻醉、输血知情同意等,确认术前各项准备已完善。

2. 评估患者的病情。查看实验室检查的结果,了解患者呼吸、循环、体温、皮肤、水电解质平衡、前臂动静脉瘘等情况。根据该手术患者尿毒症的病情,该患者在手术过程中有易发生感染以及由于补液过多而出现的急性心衰和肺水肿的危险。由于尿毒症患者须长期做血透来维持生命,术前大多保留前臂动静脉瘘,提醒麻醉医生不要将测血压的袖套缚在动静脉瘘的肢体上,以免血管通路阻塞。在手术过程中应随时注意并提醒麻醉医生对液体速度的调节,防止补液过多而出现急性心衰和肺水肿。

(五)患者的转运及保护

患者在转运过程中,应确保转运床的护栏拉起,确保患者温暖、舒适,减少不必要的颠簸碰撞,并注意将患者的输液管路保持在正常位置。患者在转运至手术床的过程中,应随时遮挡患者,保护患者的隐私。转运至手术床上后应立即使用约束带约束,防止患者从手术床上坠落。护士应在手术间看护患者,并注意给患者保暖,保证患者的安全,并适时跟患者交流与解释,耐心听取患者的主诉和要求,减轻其心理压力,使其能以最佳状态接受手术。

(六)麻醉开始前的安全核查

麻醉实施前,由手术医生、麻醉医生及手术室护士根据手术安全核查表共同核查患者并

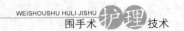
签名。主要内容:患者身份、手术名称、手术部位、手术麻醉知情同意、术前备血,麻醉、手术准备完成情况。

(七)麻醉护理

该患者的麻醉方式为连续硬膜外麻醉。

巡回护士应密切配合麻醉医生,做好连续硬膜外麻醉患者的护理工作:

1. 随手关上手术室门,保持室内安静,避免大声喧哗及器械碰撞。

2. 留在患者身边,给患者心理支持,帮助其减轻恐惧感。

3. 在患者进行麻醉时,协助麻醉医生给患者翻身,摆放体位。保证患者体位安全、固定,防止患者坠落损伤。

4. 连接负压吸引装置,出现意外情况时积极协助抢救,如协助开放多条静脉通路、提供抢救设备、寻求其他医生的帮助等。

5. 麻醉完成后,为患者留置导尿。

6. 协助麻醉医生行深静脉穿刺和心电监护。

(八)手术台的准备及物品的清点

1. 手术前由洗手护士打开无菌手术包,将手术中用到的无菌物品放入无菌台上。根据"医生特殊需求卡"再次确认物品准备齐全,认真核对无菌器械、敷料包及一次性手术用物的灭菌日期、灭菌效果并确认无误。在手术开始前30分钟进行外科洗手、穿无菌手术衣、戴无菌手套、整理无菌器械台。

2. 洗手护士与巡回护士共同清点器械、敷料、缝针等手术用物,并记录在手术清点单上。清点完毕,洗手护士将手术器械分类摆放,安装手术刀片,将不同型号缝针穿好缝线备用。将精细器械与普通器械分开放置以便拿用。自制皮钳备用。

(九)手术体位的安置

1. 体位安置的原则。在不影响患者呼吸循环及身体各部分功能的情况下,避免神经和肌肉受压,使患者舒适,同时要尽可能最佳暴露手术野,便于适应手术操作。手术体位由巡回护士、手术医生及麻醉医生共同完成。

该患者手术体位为仰卧位,或根据医生要求垫高术侧腰部。

2. 仰卧位安置的方法。患者平卧,头枕头圈,两手平放身体两侧,整理好各输液管路,用开口单包裹双手并将开口单两端塞在床垫下固定,膝关节用约束带固定。如上肢需外展,外展不得超过90°。为防发生压疮,应在患者的脊椎、尾骶部两侧适当垫1~2块棉垫,将小软垫垫于小腿中部,使足跟悬空,防止受压。垫高术侧腰部可使用沙袋或盐水袋。体位安置好后,将电刀回路极板放于肌肉平坦、血管丰富的部位,防止术中电灼伤。

(十)手术开始前的患者核查、协助手术开始

由手术医生或巡回护士行皮肤消毒,洗手、巡回护士共同帮助手术人员穿好手术衣。洗手护士协助手术者铺无菌巾。巡回护士负责连接好吸引器、电刀,调节好输出功率,摆踏脚凳,安排手术人员就位,调节好灯光,清理污物桶。

手术开始前,由手术医生、麻醉医生及手术室护士根据手术安全核查表再次进行患者核查。核查的主要内容:患者身份、手术名称、手术部位,由手术医生、麻醉医生、手术护士分别陈述手术关注点、麻醉关注点以及手术用物准备情况。核查后,手术开始。

二、手术中配合

（一）手术步骤与手术配合

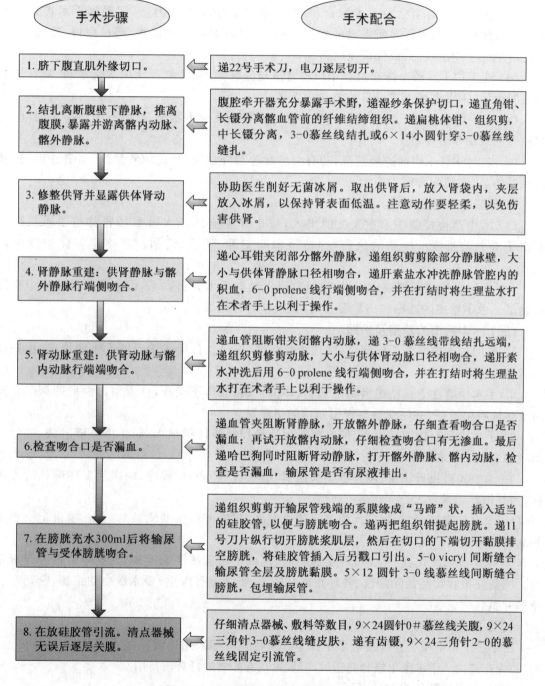

手术步骤		手术配合
1. 脐下腹直肌外缘切口。	←	递22号手术刀，电刀逐层切开。
2. 结扎离断腹壁下静脉，推离腹膜，暴露并游离髂内动脉、髂外静脉。	←	腹腔牵开器充分暴露手术野，递湿纱条保护切口，递直角钳、长镊分离髂血管前的纤维结缔组织。递扁桃体钳、组织剪，中长镊分离，3-0慕丝线结扎或6×14小圆针穿3-0慕丝线缝扎。
3. 修整供肾并显露供体肾动静脉。	←	协助医生削好无菌冰屑。取出供肾后，放入肾袋内，夹层放入冰屑，以保持肾表面低温。注意动作要轻柔，以免伤害供肾。
4. 肾静脉重建：供肾静脉与髂外静脉行端侧吻合。	←	递心耳钳夹闭部分髂外静脉，递组织剪剪除部分静脉壁，大小与供体肾静脉口径相吻合，递肝素盐水冲洗静脉管腔内的积血，6-0 prolene 线行端侧吻合，并在打结时将生理盐水打在术者手上以利于操作。
5. 肾动脉重建：供肾动脉与髂内动脉行端端吻合。	←	递血管阻断钳夹闭髂内动脉，递3-0慕丝线带线结扎远端，递组织剪修剪动脉，大小与供体肾动脉口径相吻合，递肝素水冲洗后用6-0 prolene 线行端侧吻合，并在打结时将生理盐水打在术者手上以利于操作。
6. 检查吻合口是否漏血。	←	递血管夹阻断肾静脉，开放髂外静脉，仔细查看吻合口是否漏血；再试开放髂内动脉，仔细检查吻合口有无渗血。最后递哈巴狗同时阻断肾动静脉，打开髂外静脉、髂内动脉，检查是否漏血，输尿管是否有尿液排出。
7. 在膀胱充水300ml后将输尿管与受体膀胱吻合。	←	递组织剪剪开输尿管残端的系膜缘成"马蹄"状，插入适当的硅胶管，以便与膀胱吻合。递两把组织钳提起膀胱。递11号刀片纵行切开膀胱浆肌层，然后在切口的下端切开黏膜排空膀胱，将硅胶管插入后另戳口引出。5-0 vicryl 间断缝合输尿管全层及膀胱黏膜。5×12 圆针3-0 线慕丝线间断缝合膀胱，包埋输尿管。
8. 在放硅胶管引流。清点器械无误后逐层关腹。	←	仔细清点器械、敷料等数目，9×24圆针0#慕丝线关腹，9×24三角针3-0慕丝线缝皮肤，递有齿镊，9×24三角针2-0的慕丝线固定引流管。

图4-3 肾脏移植手术步骤与手术配合

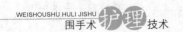

（二）手术配合要点

1. 洗手护士配合要点。

（1）术中严格遵守无菌技术操作原则，并监督他人执行。随时保持手术野、手术器械台、器械托盘的无菌、整洁和干燥。

（2）洗手护士必须熟悉手术配合步骤，手术过程中集中精力，密切观察手术进程及需求，主动、敏捷、准确地传递所需要的器械物品，及时收回用过的器械，擦拭血迹，整理有序，使之时刻处于功能状态，以保证及时传递。

（3）洗手护士在整个配合过程中应经常清点缝针敷料，注意用物的数量准确，缝针用后应及时收回，别在海绵上或缝针收集盒内以免遗失。

（4）术中精密仪器及特殊缝针的妥善保管。尽量减少手术配合失误，缩短手术时间，为移植肾的成活争分夺秒。

（5）随时注意术中的进展情况，若有大出血等意外情况时，应沉着果断，备齐止血、抢救器械及物品，密切配合医生抢救。

2. 巡回护士配合要点。

（1）术中严格控制手术室人员的出入，禁止呼吸道感染人员参加肾移植手术。严格监督手术中无菌技术操作的执行，保持手术间安静、整洁、清洁。严格遵守保护性医疗制度。

（2）巡回护士应密切观察手术进展情况，主动与手术人员联系，保证及时供应术中所需的物品。术中增减的器械和用物要及时清点、核对并记录。

（三）术中病情的观察及护理

1. 巡回护士应坚守工作岗位，密切观察病情，充分估计手术中可能发生的情况，做好应急准备。

2. 手术中要注意保持患者输液通畅、体位正确、肢体不受压，注意室内温度的调节。同时要保证吸引通畅，并注意观察吸引瓶内的引流量。

3. 手术中观察输液速度，提醒麻醉医生适量控制液体的输入，防止因补液过快、过量而出现的急性心衰和肺水肿。

4. 术中如需执行输血、用药等口头医嘱，应执行"Repeat"程序，向医生复述确认后方可执行，并做好记录。

5. 术中如需输血制品，应严格遵守输血制度，与麻醉医生共同核对，并在输血记录单上签名后方可输入。

6. 术中如有大出血、病情变化需抢救时，巡回护士应按照制度规定，及时汇报并寻求帮助。准备好抢救物品如除颤仪、各种止血材料等，听从麻醉医生、手术医生的指挥，密切配合抢救并做好记录。

（四）标本的保管

洗手护士不得用手直接接触术中标本。供肾一般都采用单纯低温冷保存法，保存在1~4℃冷保存液内。手术医生修肾完毕后，应放置在有冰屑的肾袋内备用。

（五）手术护理记录单的书写

书写要求同普通外科手术护理记录。

（六）手术物品的清点

手术物品清点的内容包括：缝针、敷料、器械、肾袋、动脉穿刺针、自制皮钳皮套数量等术中用物数量。必须严格核对器械是否齐全完整，功能是否良好，螺丝是否松动、完整等。手术清点的目的和要求同普通外科手术。

三、手术后整理

（一）手术切口包扎和术后患者搬动

1. 手术切口的包扎。 手术结束后，洗手护士协助擦净伤口及引流管周围的血迹，协助包扎伤口及固定好各种引流物。巡回护士及时提供伤口包扎所需用物，并清点好病房随身带来的物品如 X 片等。

2. 术后患者的搬动。 肾移植术中供体肾与患者髂内动脉、髂外静脉吻合，且留置引流管和尿管。为预防肾脏移植扭曲等，术后患者搬动时应平卧，动作要轻，同时保持各种管道的通畅。

（二）手术患者的核实

手术结束前 30 分钟，巡回护士通知监护室，通知内容为：患者姓名、手术名称、病情、引流管情况、静脉、动脉穿刺情况以及监护室接收患者所需的准备。患者离开手术室前由手术医生、麻醉医生及手术室护士根据手术安全核查表，再次进行患者核查。核查的主要内容：患者身份、手术方式的确认，确认物品清点正确、标本正确、皮肤完整，确认各引流管及患者去向等情况。核查后，由麻醉医生评估患者后与手术一助医生一同送患者至监护室。

（三）手术后终末处理

手术结束后，洗手护士将手术器械送至中心供应室，并与供应室人员按器械清点单核对交接。巡回护士应做好手术间的整理及物品归位，督促清洁工人做好手术间的清洁工作，并负责手术间仪器设备的清洁工作。

四、麻醉恢复室护理

麻醉恢复室护理同普通外科手术患者护理。

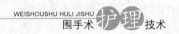

附表 1

术前准备项目核查表

病房护士： 是　否　不适用	术前准备项目	手术室护士： 是　否　不适用
☐	核对患者身份：姓名　住院号　出生日期	
☐　　☐	手术部位标记与病历记录一致	☐　　☐
☐	手术名称正确	☐
☐	病史和体格检查	☐
☐	手术知情同意书	☐
☐　☐　☐	麻醉知情同意书	☐　☐　☐
☐　☐　☐	输血知情同意书	☐　☐　☐
☐　　☐	禁食,禁饮	☐　　☐
☐　☐	过敏史(药物皮试结果＿＿＿＿＿＿＿＿＿＿)	☐　☐
☐　☐	术前带药	☐
☐	术中带药	☐
☐	心电图	☐
☐　☐	胸片或 CT 或 MRI 或 B 超等影像学报告	☐　☐
☐　☐	术前免疫(乙肝、丙肝、梅毒、HIV)	☐　☐
☐　☐	血常规,血型	☐　☐
☐　☐	生化全套	☐　☐
☐　☐	尿常规	☐　☐
☐　☐	皮肤完整性检查	☐　☐
☐　☐　☐	皮肤破损危险(如糖尿病、长期使用类固醇、瘫痪或外周循环不足等)	☐　☐　☐
☐　　☐	排空膀胱	☐
☐	戴手术帽,更衣	☐
☐　☐	淋浴	☐
☐　　☐	除去下列物品：内衣裤,假牙,眼镜,隐形眼镜,首饰	☐　　☐
☐　　☐	X 片＿＿＿张；CT 片＿＿＿张；MRI ＿＿＿张	☐　　☐
☐　☐	T＿＿＿ P＿＿＿ R＿＿＿　BP＿＿＿＿＿weight＿＿＿＿＿	☐　☐

病房护士　＿＿＿＿＿＿＿＿＿＿＿　　日期/时间：＿＿年＿＿月＿＿日＿＿时＿＿分

术前准备室护士＿＿＿＿＿＿＿＿＿＿　日期/时间：＿＿年＿＿月＿＿日＿＿时＿＿分

手术室护士　＿＿＿＿＿＿＿＿＿＿　　日期/时间：＿＿年＿＿月＿＿日＿＿时＿＿分

附表2

麻醉恢复室 Aldrete 5 项评分标准

观察指标 \ 评分	0	1	2
肌力	无肢体活动	能活动两个肢体和有限的抬头	能活动四肢与抬头
呼吸	需辅助呼吸	能保持呼吸道通畅	能正常呼吸与咳嗽
循环（与术前相比）	BP＞±50mmHg	BP＋20～50mmHg	BP＜±20 mmHg
SPO₂	辅助吸氧下＜90％	辅助吸氧下＞90％	吸入空气时＞92％
神志	无任何反应	嗜睡	清醒,对刺激有反应

手术室护理技术

一、七步洗手法

【训练目的与要求】

1. 掌握正确的洗手方法,减少医源性感染。
2. 清楚患者及医务人员的自身保护。
3. 通过技能考核。

【操作前准备】

1. 着装整洁。
2. 用物。洗手液、擦手纸、流动自来水及水池设备。

【训练过程】

1. 教师演示,观看录像,总结操作要领。
2. 学生两人一组练习七步洗手法的全部过程。
3. 指导老师巡视,及时矫正错误手法,防止漏洗一步。
4. 集中评价训练过程中存在的问题。

【思考与练习】

1. 七步洗手法的主要步骤有哪些?
2. 每个步骤至少要重复几次?

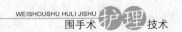

【操作流程】

准备工作

1. 着装整洁。
2. 用物：洗手液、擦手纸、流动自来水及水池设备。

洗手程序

1. 洗手前修剪指甲，锉平甲缘，清除指甲下的污垢。
2. 取下饰品，卷袖过肘。
3. 打开水龙头，湿润双手。
4. 取适量洗手液。
5. 双手揉搓，应用七步洗手法：①掌心相对，手指并拢互相搓擦；②手心对手背，沿指缝互相搓擦；③掌心相对，双手交叉，沿指缝相互搓擦；④弯曲各手指关节，双手相扣进行搓擦；⑤一手握另一手大拇指，旋转搓擦，交换进行；⑥一手指尖在另一手掌心旋转搓擦，交换进行；⑦手腕部横搓。
6. 每部位搓洗次数不少于5次。
7. 流动水冲洗干净。
8. 擦干双手。
9. 关闭水源，如水龙头为非感应式开关。
10. 则应采用防止手部再污染的方法关闭水龙头。

【评价标准】

项　目	项目总分	操　作　要　求	评分等级及分值				得分
			A	B	C	D	
仪表	5	着装整洁	5	4	3	2	
操作前准备	10	用物：洗手液、擦手纸、流动自来水及水池设备。	10	6	4	2	
操作流程	75	洗手前修剪指甲，锉平甲缘，清除指甲下的污垢。	10	8	6	4	
		取下饰品，卷袖过肘。	5	4	3	2	
		打开水龙头，湿润双手。	5	4	3	2	
		取适量洗手液。	5	4	3	2	
		双手揉搓，应用七步洗手法：① 掌心相对，手指并拢互相搓擦；② 手心对手背，沿指缝互相搓擦；③ 掌心相对，双手交叉，沿指缝相互搓擦；④ 弯曲各手指关节，双手相扣进行搓擦；⑤ 一手握另一手大拇指，旋转搓擦，交换进行；⑥ 一手指尖在另一手掌心旋转搓擦，交换进行；⑦ 手腕部横搓。	30	25	20	15	

续　表

项　目	项目总分	操　作　要　求	评分等级及分值				得分
			A	B	C	D	
操作流程	75	每部位搓洗次数不少于 5 次。	5	4	3	2	
		流水冲洗干净。	5	4	3	2	
		擦干双手。	5	4	3	2	
		关闭水源,如水龙头为非感应式开关,则应采用防止手部再污染的方法关闭水龙头,如用擦手纸包裹后关闭。	5	4	3	2	
评　价	10	1. 操作熟练、规范。	5	4	3	2	
		2. 掌握要领。	5	4	3	2	
总　计	100						

二、外科洗手法

【训练目的与要求】

1. 学会正确的外科洗手方法,去除手和手臂皮肤上的暂存菌及部分居留菌,防止术后感染。

2. 培养学生严格的无菌观念,强化无菌技术在手术中的重要性。

3. 通过技能考核。

【人员准备】

更换洗手衣裤,洗手衣(宽大)塞入裤内,勿外露内衣;戴好口罩、帽子;取下首饰(耳钉允许)、手表;不涂指甲油,修剪指甲,并去除指甲下的污垢。

【用物准备】

无菌刷子、抗菌肥皂液、外科洗手液(灭菌王)、无菌治疗巾。

【训练过程】

1. 教师演示,观看录像,总结操作要领。

2. 学生两人一组练习外科洗手的全部过程。

3. 指导老师巡视,及时矫正错误手法,特别注意刷手时手的姿势,防止水发生逆流污染手部;擦手时注意不可来回擦拭。

4. 集中评价训练过程中存在的问题。

【思考与练习】

1. 外科洗手的主要步骤有哪些?

2. 刷手总共要用时多少?

3. 叙述刷手的顺序及范围。

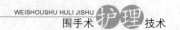

【操作流程】

护士：更换洗手衣裤，洗手衣(宽大)
塞入裤内，勿外露自己内衣；
戴好口罩、帽子；取下首饰
(耳钉允许)、手表；不涂指
甲油，修剪指甲，并去除指
甲下的污垢。
用物：无菌刷子、抗菌肥皂液、外
科洗手液（灭菌王）、无菌
治疗巾。

⟶ 准备工作

⟶ 普通洗手 ── 用七步洗手法洗手并洗至肘上10cm。

刷手：取无菌手刷蘸外科洗手消毒液
（灭菌王）5ml，从指尖到肘上
10cm，两臂分段交替刷洗。
刷洗顺序：指尖→指蹼→手掌面→手
背面→腕部→另一手重复→前
臂→另一手重复→肘部→肘上
10cm→交替另手重复。刷洗
3min左右。
冲净：手指朝上肘朝下，由指尖开始，
使水流向肘部，冲净后保持拱
手姿势，手臂不能下垂。

⟶ 刷手冲洗

⟶ 擦干手臂 ── 洗好手后进入无感应门的手术间时应
用背开门，进入手术间抓取无菌治疗
巾四折从手到肘部依次擦干，擦过肘
部的治疗巾不能再擦手部。擦对侧时，
将治疗巾翻转，方法相同。

注意双手是最无菌的，如涂抹前臂后
应再次涂抹双手，涂抹后应双手上举
待晾干。 ── ⟶ 涂无菌液

⟶ 准备手术 ── 双手置于胸前，准备穿无菌手术衣、
戴无菌手套。

【评价标准】

项　　目	项目总分	操　作　要　求	评分等级及分值				实际得分
			A	B	C	D	
仪表	5	更换洗手衣裤,洗手衣(宽大)塞入裤内,勿外露自己内衣;戴好口罩、帽子。	5	4	3	2～0	
操作前准　备	5	取下首饰(耳钉允许)、手表;不涂指甲油,修剪指甲,并去除指甲下的污垢。	5	4	3	2～0	

续　表

项　目	项目总分	操　作　要　求	评分等级及分值				实际得分
			A	B	C	D	
操作过程	80	七步洗手法洗手：掌心对掌心→右掌心在左手背，交替洗→掌心对掌心，手指交错→旋转按擦右手指背及左手掌心→用左手掌心旋转按擦右手拇指，交替洗→手指对掌心，交替洗，手腕横搓。	5	4	3	2～0	
		洗净双手、前臂及肘部（肘上10cm）	5	4	3	2～0	
		取无菌手刷蘸外科洗手消毒液（灭菌王）5ml，从指尖到肘上10cm，两臂分段交替刷洗。刷洗顺序：指尖→指蹼→手掌面→手背面→腕部→另一手重复→前臂→另一手重复→肘部→肘上10cm→交替另手重复。	30	20	10	5～0	
		刷洗顺序正确，无反复。	5	4	3	2～0	
		刷洗3分钟左右。	5	4	3	2～0	
		冲洗时手指朝上肘朝下，由指尖开始，使水流向肘部，冲净后保持拱手姿势，手臂不能下垂。	10	8	6	4～0	
		洗好手后进入无感应门的手术间时应用背开门，进入手术间抓取无菌治疗巾四折从手到肘部依次擦干，擦过肘部的治疗巾不能再擦手部。擦对侧时，将治疗巾翻转，方法相同。	15	12	9	6～0	
		注意双手是最无菌的，如涂抹前臂后应再次涂抹双手。涂抹后应双手上举待晾干后，方可穿无菌手术衣和戴无菌手套。	5	4	3	2～0	
操作熟练程度	5	动作娴熟、有条不紊。	5	4	3	2～0	
操作质量	5	顺序、范围正确，达到洗手要求，衣服干燥，无菌观念强。	5	4	3	2～0	
总　计	100						

三、外科快速无水洗手方法

【训练目的与要求】

1. 学会正确的外科快速无水洗手方法，去除手和手臂皮肤上的暂存菌及部分居留菌，防止术后感染。

2. 培养学生严格的无菌观念，强化无菌技术在手术中的重要性。

3. 通过技能考核。

【人员准备】

更换洗手衣裤，洗手衣（宽大）塞入裤内，勿外露自己内衣；戴好口罩、帽子；取下首饰（耳钉允许）、手表；不涂指甲油，修剪指甲，并去除指甲下的污垢。

【用物准备】

抗菌肥皂液,擦手纸,外科洗手液(爱护佳)。

【训练过程】

1. 教师演示,观看录像,总结操作要领。

2. 学生两人一组练习外科快速无水洗手法的全部过程。

3. 指导老师巡视,及时矫正错误手法,特别注意手的姿势、消毒液涂抹的顺序。

4. 集中评价训练过程中存在的问题。

【思考与练习】

1. 外科快速无水洗手法中消毒液涂抹的顺序是怎样的?

【操作流程】

护士:更换洗手衣裤,洗手衣(宽大)塞入裤内,勿外露自己内衣;戴好口罩、帽子;取下首饰(耳钉允许)、手表;不涂指甲油,修剪指甲,并去除指甲下的污垢。

用物:抗菌肥皂液,擦手纸,外科洗手液(爱护佳)。

→ 准备工作

普通洗手 ← 用七步洗手法洗手并洗至至肘上10cm。用擦手纸擦干。

1. 取2ml爱护佳9230免洗手消毒液于一手掌心。
2. 另一手指尖于该掌心内擦洗。
3. 用剩余的洗手液均匀涂抹于另一手的手掌至肘上10cm。
4. 再取2ml爱护佳9230免洗手消毒液于另一手掌心。
5. 重复步骤2。
6. 重复步骤3。
7. 再取2ml爱护佳9230免洗手消毒液于一手掌心。
8. 掌心相对,双手交叉沿指缝相互揉擦。
9. 手心对手背沿指缝相互揉擦,交换进行。
10. 弯曲各手指关节双手相扣进行揉擦。
11. 一手指另一手指大拇指旋转揉擦直至手腕,交换进行。
12. 揉擦双手,直至洗手液干燥。

→ 外科手消毒

准备手术 ← 双手置于胸前,用背推开手术室门,准备穿无菌手术衣、戴无菌手套。

【评价标准】

项　目	项目总分	操　作　要　求	评分等级及分值				实际得分
			A	B	C	D	
仪表	5	更换洗手衣裤,洗手衣(宽大)塞入裤内,勿外露自己内衣;戴好口罩、帽子。	5	4	3	2~0	
操作前准备	5	除去首饰。修剪指甲,去除指甲下的污垢,不涂指甲油。	5	4	3	2~0	
操作步骤	80	先用净化水蘸肥皂液七步法洗手:掌心对掌心→右掌心在左手背,交替洗→掌心对掌心,手指交错→旋转按擦右手指背及左手掌心→用左手掌心旋转按擦右手拇指,交替洗→手指对掌心,交替洗,手腕横搓。	15	12	8	2~0	
		洗净双手、前臂及肘部(肘上10cm),流动水彻底冲净皂液并擦干。	10	8	6	4~0	
		取2ml免洗手消毒液于一手掌心。	5	4	3	2~0	
		另一手指尖于该掌心内擦洗。(步骤A)	5	4	3	2~0	
		用剩余的洗手液均匀涂抹于另一手的手掌至肘上10cm。(步骤B)	5	4	3	2~0	
		再取2ml免洗手消毒液于另一手掌心。	5	4	3	2~0	
		重复步骤A。	5	4	3	2~0	
		重复步骤B。	5	4	3	2~0	
		掌心相对,双手交叉沿指缝相互揉擦。	5	4	3	2~0	
		手心对手背沿指缝相互揉擦,交换进行。	5	4	3	2~0	
		弯曲各手指关节,双手相扣进行揉擦	5	4	3	2~0	
		一手指与另一手指大拇指旋转揉擦直至手腕,交换进行。	5	4	3	2~0	
		揉擦双手,直至洗手液干燥。	5	4	3	2~0	
操作熟练程度	5	动作娴熟、有条不紊。	5	4	3	2~0	
操作质量	5	顺序、范围正确,达到洗手要求,衣服干燥,无菌观念强	5	4	3	2~0	
总　计	100						

四、穿无菌手术衣

【训练目的与要求】

1. 掌握正确穿无菌手术衣的方法。

2. 严格无菌观念，态度认真。

【人员准备】

1. 素质要求(仪表、态度)。

2. 戴口罩、帽子。

3. 外科洗手。

【用物准备】

无菌器械台上准备无菌手术衣一件。

【环境准备】

1. 选择宽敞的操作空间。

2. 面对无菌台。

【训练过程】

1. 教师边讲解边演示，总结操作要领。

2. 学生两人一组互作角色扮演，一名为洗手护士，一名为巡回护士。

3. 指导老师巡视，及时矫正错误手法，特别注意学生手臂的部位、拿腰带的方法。

4. 集中评价训练过程中存在的问题。

【思考与练习】

1. 穿无菌手术衣后无菌的范围是怎样的？

【操作流程】

> 1. 护士：穿洗手衣裤、戴口罩、帽子，完成外科洗手步骤。
> 2. 护士：衣帽鞋整洁、戴口罩。

自身准备

↓

环境准备

> 1. 宽敞的操作空间。
> 2. 无菌台。

↓

> 1. 护士外科洗手后，从上方拿取无菌台上的无菌手术衣一件。
> 2. 提衣领，手术衣内面朝自己，抖开无菌手术衣。
> 3. 朝前轻轻抖开，双手伸入衣袖中。
> 4. 巡回护士协助穿衣。巡回护士站在洗手护士背后，在肩部上方从手术衣内面轻轻拉双衣袖。洗手护士手不外露。
> 5. 交叉系领口带及后方腰带。
> 6. 洗手护士戴无菌手套后，解开身体前方的腰带。
> 7. 交由巡回护士用无菌持物钳接取。
> 8. 由洗手护士身后绕到前面。
> 9. 洗手护士将腰带系在腰部前方，腰带保持无菌。

穿衣过程

↓

注意事项

> 1. 手术衣只有两袖及腰以上、肩以下、两侧腋前线视为无菌。
> 2. 穿好手术衣后双手应举在胸前或放在胸前口袋里。
> 3. 发现手术衣有破损或太短应更换。
> 4. 手术衣卡夫必须用手套覆盖。
> 5. 穿好手术衣后应面向无菌台。
> 6. 交换位置时需要面对面或背靠背。
> 7. 穿上无菌衣后不能靠墙。

【评价标准】

项　目	项目总分	操　作　要　求	评分等级及分值				实际得分
			A	B	C	D	
仪　表	5	工作衣、帽、鞋穿戴整齐,戴好口罩。	5	4	3	2～0	
操作前准备	10	铺好无菌台,准备无菌手术衣。	3	2	1	0	
		洗手护士完成外科洗手。	3	2	1	0	
		选择宽敞的环境,面对无菌台。	4	3	2	1～0	

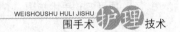
续　表

项　目	项目总分	操　作　要　求	评分等级及分值				实际得分
			A	B	C	D	
操作过程	70	从上方拿取无菌台上的无菌手术衣。	5	4	3	2～0	
		双手提衣领,手术衣内面朝向自己,抖开无菌手术衣。	15	12	9	6～0	
		正面朝前轻轻抖开,双手伸入衣袖中。	5	4	3	2～0	
		由巡回护士协助穿衣。巡回护士站在术者背后肩部上方从手术衣内面轻轻拉双袖。洗手护士手不外露。	15	12	9	6～0	
		交叉系领口带及后方腰带。	10	8	6	4～0	
		洗手护士戴无菌手套后,解开身体前方的腰带。	5	4	3	2～0	
		交由巡回护士用无菌持物钳接取。	5	4	3	2～0	
		由洗手护士身后绕到前面。	5	4	3	2～0	
		洗手护士将腰带系在腰部前方,腰带保持无菌。	5	4	3	2～0	
操作熟练程度	5	动作轻巧、稳重、有条不紊。	5	4	3	2～0	
操作质量	10	严格遵守无菌原则,穿戴后整齐美观。	10	8	6	4～0	
总　　计	100						

五、戴无菌手套

【训练目的与要求】

1. 能进行各项无菌操作,防止感染。

2. 体会无菌操作的重要性,形成良好的无菌观念。

3. 过程认真,态度端正。

【用物准备】

1. 选择型号合适的手套,核对灭菌日期。检查外包装有无破损、潮湿。

2. 无菌操作台、无菌手术衣。

【人员准备】

1. 仪表整洁,态度端正。

2. 七步洗手法将手洗净擦干。(无接触法戴手套应在外科洗手、穿无菌手术衣后)

【训练过程】

1. 教师边讲解边演示,总结操作要领。

2. 两人一组互作角色扮演,一名为洗手护士,一名为巡回护士。

3. 教师巡视,及时矫正错误手法,特别注意是否污染手套外面,注意操作过程中的无菌操作。

4. 评价训练过程中存在的问题。

【思考与练习】

1. 无接触戴手套法与传统的方法相比有什么先进的地方?

【操作流程】

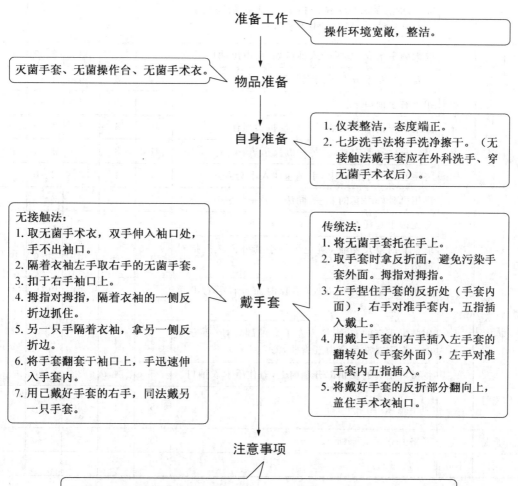

准备工作

> 操作环境宽敞,整洁。

物品准备

> 灭菌手套、无菌操作台、无菌手术衣。

自身准备

> 1. 仪表整洁,态度端正。
> 2. 七步洗手法将手洗净擦干。（无接触法戴手套应在外科洗手、穿无菌手术衣后）。

戴手套

无接触法:
1. 取无菌手术衣,双手伸入袖口处,手不出袖口。
2. 隔着衣袖左手取右手的无菌手套。
3. 扣于右手袖口上。
4. 拇指对拇指,隔着衣袖的一侧反折边抓住。
5. 另一只手隔着衣袖,拿另一侧反折边。
6. 将手套翻套于袖口上,手迅速伸入手套内。
7. 用已戴好手套的右手,同法戴另一只手套。

传统法:
1. 将无菌手套托在手上。
2. 取手套时拿反折面,避免污染手套外面。拇指对拇指。
3. 左手捏住手套的反折处（手套内面）,右手对准手套内,五指插入戴上。
4. 用戴上手套的右手插入左手套的翻转处（手套外面）,左手对准手套内五指插入。
5. 将戴好手套的反折部分翻向上,盖住手术衣袖口。

注意事项

1. 戴完手套后检查手套有无破损。
2. 未戴手套的手,不可接触手套外面。
3. 已戴无菌手套的手,不可接触未戴手套的手和非无菌物。
4. 术中无菌手套有破损或污染,应立即更换。
5. 手的活动范围为肩以下腰以上,两侧到腋前线。
6. 脱手套时将手套口往下翻转,脏面裹在里面脱下,放入黄色医疗垃圾袋。
7. 进腹腔前洗去滑石粉。
8. 接触肿瘤后更换手套。

【评价标准】

项 目		项目总分	操 作 要 求	评分等级及分值				实际得分
				A	B	C	D	
仪 表		5	仪表整洁,态度端正,工作衣、帽、鞋穿戴整齐,戴好口罩。	5	4	3	2~0	
操作前准备		10	1. 核对手套号码、灭菌日期。检查外包装有无破损、潮湿。 2. 七步洗手法将手洗净擦干。(无接触法戴手套应在外科洗手、穿无菌手术衣后)	10	8	6	4~0	
操 作 过 程	无 接 触 法	50	取无菌手术衣,双手伸入袖口处,手不出袖口。	5	4	3	2~0	
			隔着衣袖左手取右手的无菌手套。	10	8	6	4~0	
			扣于右手袖口上。	5	4	3	2~0	
			拇指对拇指隔着衣袖的一侧反折边抓住。	10	8	6	4~0	
			另一只手隔着衣袖,拿另一侧反折边。	10	8	6	4~0	
			将手套翻套于袖口上,手迅速伸入手套内。	5	4	3	2~0	
			再用已戴好手套的右手,同法戴另一只手套。	5	4	3	2~0	
	传 统 法	25	将无菌手套托在手上。	5	4	3	2~0	
			取手套时拿反折面,避免污染手套外面。拇指对拇指。	5	4	3	2~0	
			左手捏住手套的反折处(手套内面),右手对准手套内五指,插入戴上。	5	4	3	2~0	
			用戴上手套的右手,插入左手套的翻转处(手套外面),左手对准手套内五指插入。	5	4	3	2~0	
			将戴好手套的反折部分翻向上,盖住手术衣袖口。	5	4	3	2~0	
操作熟练程度		5	动作熟练,有条不紊。	5	4	3	2~0	
操作质量		5	严格遵守无菌原则。	5	4	3	2~0	
总 计		100						

六、铺无菌台

【训练目的与要求】

1. 根据手术需要铺设无菌台,放置各类无菌物品及手术器械。

2. 学生两人一组进行练习,注意无菌原则,培养学生严格的无菌观念,强化无菌技术在手术中的重要性。

3. 掌握各种无菌物品放入无菌台的方法。

4. 通过技能考核。

【用物准备】

器械台、无菌持物钳两把、无菌手术包、无菌敷料包、一次性无菌物品。

【环境准备】

1. 1 小时前层流开启。

2. 操作时无闲杂人员随意走动。

3. 器械台面清洁、干燥、无菌、整洁。

【人员准备】

1. 洗手衣塞入裤内,戴好帽子、口罩。

2. 七步洗手法洗手。

【训练过程】

1. 教师演示,总结操作要领。

2. 学生练习,互相指出练习过程中出现的问题。

3. 教师巡视,及时发现学生操作过程出现的违反无菌操作原则的动作并给予指导。

4. 评讲训练过程中存在的问题。

【思考与练习】

1. 器械台离墙的距离是多少?

2. 如何将一次性物品打入无菌台?

3. 铺好的无菌台的无菌范围是怎样的?

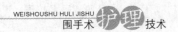
【操作流程】

环境准备
1. 1小时前层流开启。
2. 操作时无闲杂人员随意走动。
3. 检查器械台面清洁、干燥。

器械台、无菌持物钳2把、无菌手术包、无菌敷料包、一次性无菌物品。
物品准备

自身准备
1. 素质要求（仪表、态度）。
2. 宽大洗手衣塞入裤内。
3. 戴口罩帽子。
4. 七步洗手法洗手。

1. 器械台距墙40～50cm。
2. 将无菌手术包置于器械台中间。
3. 检查无菌手术包及所有无菌物品的名称、有效期及包外化学指示带是否达到灭菌效果。
4. 检查无菌手术包及所有无菌物品有无潮湿、破损。
5. 洗手护士直接用手打开外层包布外侧，将包布带子卷起，再按序打开右、左、内侧。
6. 无菌持物钳夹住无菌手术包内层包布顺序：右侧，左侧，对侧，近侧。
7. 检查包内高压灭菌指示卡，并取出。
8. 将无菌敷料包放在合适位置，将包布带子卷起，左手托起敷料包。
9. 直接用手打开外层包布外侧、左、右侧后，右手打开内侧反折包布，查看灭菌是否有效。在包布外面抓住四角，轻轻托入无菌台稳妥位置内。
10. 将一次性无菌物品外包装纸外展，外包装纸打开不超过1/3，用无菌持物钳钳夹入无菌台内。
11. 缝线允许用弹入法。确定被弹入无菌区域的物品在弹入过程中安全不被污染。塑封包装纸打开不超过1/3。打开的包装部分面对无菌区域。弹入的时候快速拉开包装弹入无菌台面。

铺无菌台

注意事项
1. 铺无菌台时，身体和无菌台至少保持30cm距离，双手勿跨越无菌区。
3. 铺无菌台的无菌单应下垂缘下30cm以上，周围距离要均匀。桌缘下视为污染区。
4. 洗手护士移动无菌台时应平移桌面，不可触及桌平面以下。
5. 铺好的无菌台超过4小时不再用。（手术间无净化应将无菌台用无菌持物钳加盖）
6. 对贵重物品及较重物品，巡回护士打开，洗手护士上台后拿取。

【评价标准】

项　目	项目总分	操 作 要 求	评分等级及分值				实际得分
			A	B	C	D	
仪表	5	1. 洗手衣(宽大)塞入裤内。 2. 戴口罩帽子。	5	4	3	2～0	
操作前准备	10	1. 1小时前层流开启,操作时无闲杂人员随意走动,检查器械台面清洁、干燥。 2. 七步洗手法洗手。 3. 准备:无菌持物钳两把、无菌手术包、无菌敷料包、一次性无菌物品。	10	8	6	4～0	
操作步骤	75	器械台距墙40～50cm,将无菌手术包置于器械台中间。	5	4	3	2～0	
		检查无菌手术包及所有无菌物品的名称、有效期及包外化学指示带是否达到灭菌效果。	5	4	3	2～0	
		检查无菌手术包及所有无菌物品有无潮湿、破损。	5	4	3	2～0	
		洗手护士直接用手打开外层包布外侧,将包布带子卷起,再按序打开右、左、内侧。	5	4	3	2～0	
		无菌持物钳夹住无菌手术包内层包布顺序:右侧、左侧、对侧、近侧。	10	8	6	4～0	
		检查包内高压灭菌指示卡,并取出。	10	8	6	4～0	
		将无菌敷料包放在合适位置,将包布带子卷起,左手托起敷料包。	5	4	3	2～0	
		直接用手打开外层包布外侧、右、左侧后,右手打开内侧反折包布,查看灭菌是否有效,在包布外面抓住四角,轻轻托入无菌台稳妥位置内。	10	8	6	4～0	
		将一次性无菌物品外包装纸外展,外包装纸打开不超过1/3,用无菌持物钳钳夹入无菌台内。	10	8	6	4～0	
		缝线允许用弹入法。确定被弹入无菌区域的物品在弹入过程中安全不被污染。塑封包装纸打开不超过1/3。打开的包装部面对无菌区域。弹入的时候快速拉开包装弹入无菌台面。	10	8	6	4～0	
操作熟练过程	5	动作熟练,轻巧,有条不紊。	5	4	3	2～0	
操作质量	5	无菌观念强,铺好的无菌台整齐、美观。	5	4	3	2～0	
总　计	100						

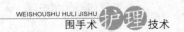

七、皮肤消毒(腹部)

【训练目的与要求】

1. 通过训练学会腹部皮肤消毒,去除皮肤表面的暂存菌及居留菌,防止手术切口感染。

2. 掌握腹部皮肤消毒的范围、消毒顺序,增强无菌操作在手术中的重要性。

3. 训练过程中态度认真。

【用物准备】

治疗车、无菌持物钳、小台子、皮肤消毒包(含无菌方巾一块)、无菌手套、5%PVP-I、20%灭菌肥皂液。

【训练过程】

1. 教师演示,总结操作要领。

2. 学生两人一组互相观察学习,在模拟人身上进行练习。

3. 指导老师巡视,及时矫正操作过程中出现的错误,特别注意无菌操作。

4. 集中评价训练过程中存在的问题。

【思考与练习】

1. 腹部皮肤消毒的范围是怎样的?

2. 说出腹部皮肤消毒的顺序。

3. 说出腹部皮肤消毒的目的。

【操作流程】

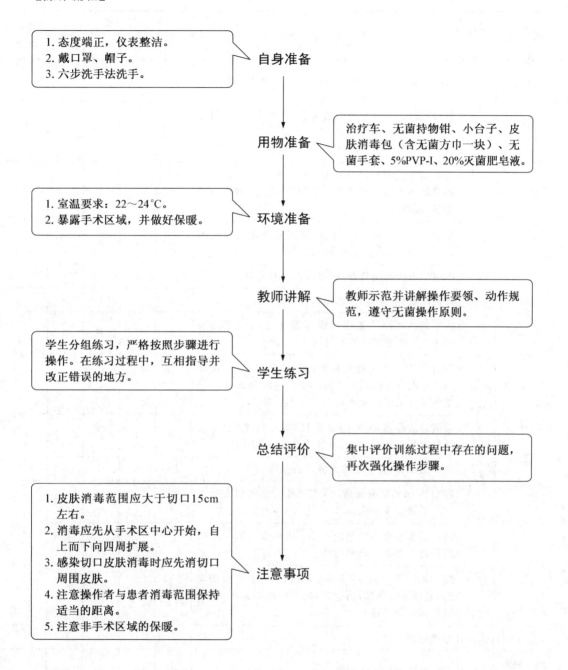

自身准备
1. 态度端正，仪表整洁。
2. 戴口罩、帽子。
3. 六步洗手法洗手。

用物准备
治疗车、无菌持物钳、小台子、皮肤消毒包（含无菌方巾一块）、无菌手套、5%PVP-I、20%灭菌肥皂液。

环境准备
1. 室温要求：22～24℃。
2. 暴露手术区域，并做好保暖。

教师讲解
教师示范并讲解操作要领、动作规范，遵守无菌操作原则。

学生练习
学生分组练习，严格按照步骤进行操作。在练习过程中，互相指导并改正错误的地方。

总结评价
集中评价训练过程中存在的问题，再次强化操作步骤。

注意事项
1. 皮肤消毒范围应大于切口15cm左右。
2. 消毒应先从手术区中心开始，自上而下向四周扩展。
3. 感染切口皮肤消毒时应先消切口周围皮肤。
4. 注意操作者与患者消毒范围保持适当的距离。
5. 注意非手术区域的保暖。

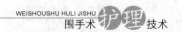

【评价标准】

项　目	项目总分	操　作　要　求	评分等级及分值				实际得分
			A	B	C	D	
目的	5	去除皮肤表面的暂存菌及居留菌,防止切口感染。	5	4	3	2～0	
操作前准备	12	戴口罩、帽子,七步洗手法洗手,备治疗车、无菌持物钳、小台子、皮肤消毒包(含无菌方巾一块)、无菌手套、5%PVP-I、20%灭菌肥皂液。	12	9	6	3～0	
操作过程	73	检查所有无菌物品的名称、有效期及包外化学指示带是否达到灭菌效果。检查所有无菌物品有无潮湿、破损。	5	4	3	2～0	
		检查小台子是否清洁、干燥,将皮肤消毒包放在小台子上,直接用手打开外层包布。	5	4	3	2～0	
		内包布用持物钳打开,查看灭菌是否有效。	5	4	3	2～0	
		将碗内量杯、棉签、纱布钳出。	3	2	1	0	
		将小量杯和碗放置在台面靠边缘处,以便倒5%PVP-I和肥皂液时不容易污染。	3	2	1	0	
		倒适量20%灭菌肥皂液于量杯内,钳取3～4块纱布于小碗内并倒适量5%PVP-I。(纱布的量由手术的消毒范围决定)	3	2	1	0	
		暴露好消毒范围,打开无影灯,对好灯光(清醒者做好解释工作)。将无菌台子移至患者床边。	5	4	3	2～0	
		戴无菌手套,棉签蘸肥皂液清洗脐部。	10	8	6	4～0	
		纱布蘸20%肥皂液清洗腹部(乳头连线到大腿上1/3,两侧至腋中线)。	10	8	6	4～0	
		铺一无菌方巾将肥皂液擦干,抓住方巾同一边的两角由上而下拿离消毒区。	7	5	3	1	
		用卵圆钳钳5%PVP-I纱布,从切口中心向周围消毒,最后为会阴部,消毒两遍。(如消毒范围较大,可走向对侧消毒)	15	12	9	6～0	
		整理用物。	2	1	0	0	
操作熟练程度	5	动作熟练、稳重,不慌乱。	5	4	3	2～0	
操作质量	5	严格遵守无菌操作原则,范围正确,无遗留。	5	4	3	2～0	
总　计	100						

八、穿针、刀片安装、传递器械

【训练目的与要求】

1. 掌握正确的穿针、安装刀片、传递器械的方法。
2. 严格遵守手术中的无菌原则。
3. 掌握术中手术人员站立的位置、手术人员和洗手护士的职责。
4. 强化严格的无菌观念以及无菌技术在手术中的重要性。
5. 通过技能考核。

【用物准备】

缝针、刀片、持针器、刀柄、丝线、手术器械、弯盘、无菌手术台。

【人员准备】

穿无菌手术衣,戴帽子、口罩、防护眼镜。

【训练过程】

1. 教师演示,观看录像,总结操作要领。
2. 两人一组扮演洗手护士和手术医生,练习操作技术。
3. 教师巡视,及时矫正错误手法,特别注意自我保护,防止锐利器械刺伤。
4. 评价训练过程中存在的问题。

【思考与练习】

1. 如何传递刀片?
2. 浅部组织和深部组织结扎时,丝线传递的区别是什么?

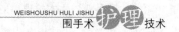

【操作流程】

1. 护士：穿无菌手术衣，戴帽子、口罩、防护眼镜。
2. 用物：缝针、刀片、持针器、刀柄、丝线、各种手术器械、弯盘、手术台。

→ **准备工作**

↓

刀片安装 ← 左手持刀柄，右手持持针器，夹住刀片中部，将刀片槽心孔狭窄部的边缘对准刀柄头的两侧，顺刀柄槽向下推刀片，刀片近端的斜面必须与刀柄的头和身之间的斜面平行。

↓

穿针时右手拿持针器夹缝针于针后1/3递于左手，左手拿持针器中部，右手拇指、食指将线整好，穿入针孔。穿入后右手拇指顶住针尾孔，手指顺势将线推出针孔，拉线过针孔7～8cm，右手拇指、手指将线并股卡于持针器头部缝中。

→ **穿　针**

↓

传递器械 ←
1. 传递刀片时用弯盘传递。
2. 传递血管钳时，手持血管钳轴部，轻微动作拍击医生摊开的手心。
3. 传递持针器时，手持持针器中部，一手将线尾置于掌中，轻微动作拍击医生摊开的手心。
4. 浅部组织结扎时，洗手护士直接用手传递丝线。
5. 深部组织结扎时，需用血管钳带线，一手持血管钳轴部，另一手持线尾，轻微动作拍击医生摊开的手心。

【评价标准】

项　　目	项目总分	操　作　要　求	评分等级及分值				实际得分
			A				
仪表	5	穿无菌手术衣,戴帽子、口罩、防护眼镜。	5	4	3	2～0	
操作前准备	5	缝针、刀片、持针器、刀柄、丝线、各种手术器械、弯盘、无菌手术台。	5	4	3	2～0	
操作过程	刀片安装 20	左手持刀柄,右手持持针器夹住刀片中部。	5	4	3	2～0	
		将刀片槽心孔狭窄部的边缘对准刀柄头的两侧。	5	4	3	2～0	
		顺刀柄槽向下推刀片。	5	4	3	2～0	
		刀片近端的斜面必须与刀柄的头和身之间的斜面平行。	5	4	3	2～0	
	穿针 30	穿针时右手拿持针器夹缝针于针后 1/3 递于左手。	5	4	3	2～0	
		左手拿持针器中部,右手拇指、食指将线整好。	5	4	3	2～0	
		穿入针孔,穿入后右手拇指顶住针尾孔。	5	4	3	2～0	
		手指顺势将线推出针孔,拉线过针孔 7～8cm。	10	8	6	4～0	
		右手拇指、手指将线并股卡于持针器头部缝中。	5	4	3	2～0	
	传递器械 30	传递刀片时用弯盘传递。	10	8	6	4～0	
		传递血管钳时,手持血管钳轴部,轻微动作拍击医生摊开的手心。	5	4	3	2～0	
		传递持针器时,手持持针器中部,一手将线尾置于掌中,轻微动作拍击医生摊开的手心。	5	4	3	2～0	
		浅部组织结扎时,洗手护士直接用手传递丝线。	5	4	3	2～0	
		深部组织结扎时,需用血管钳带线,一手持血管钳轴部,另一手持线尾,轻微动作拍击医生摊开的手心。	5	4	3	2～0	
操作熟练程度	5	动作娴熟、有条不紊。	5	4	3	2～0	
操作质量	5	严格遵守无菌操作,操作规范,无失误。	5	4	3	2～0	
总　　计	100						

九、手术器械辨认

【训练目的与要求】

1. 训练认识手术中常见的器械。

2. 了解常用外科手术器械的用途。

3. 掌握常用外科器械的正确使用方法。

4. 训练过程中态度认真。

【用物准备】

外科常用器械：针、线、镊子、剪刀、持针器、血管钳、组织钳、卵圆钳、布巾钳、肠钳、胃钳、各种拉钩、探针、压肠板。

【训练过程】

1. 教师讲解常用器械的名称、作用并演示器械的使用方法。

2. 4 人一组分别熟悉各种器械的名称、作用及使用方法。

3. 教师巡视，及时矫正错误手法。

4. 评价训练过程中存在的问题。

【思考与练习】

1. 镊和无齿镊分别在哪些部位使用？

2. 持针器有什么特点？有哪些作用？

3. 缝合肠管时，应为医生准备哪些手术器械？缝合皮肤时，应为医生准备哪些器械？

【操作流程】

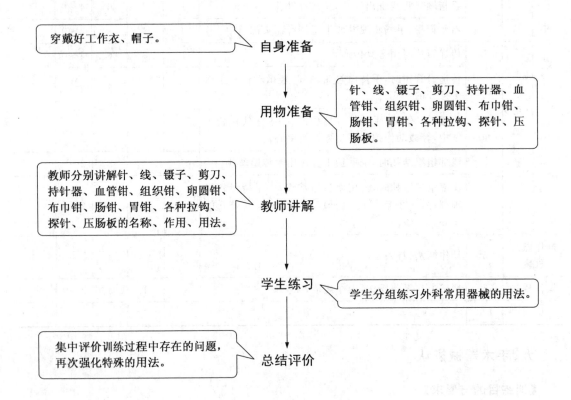

【评价标准】

项目	项目总分	操作要求		评分等级及分值				实际得分
				A	B	C	D	
仪表	5	工作衣帽穿戴整齐。		5	4	3	2～0	
操作过程	80	持针器	名称、特点。	5	4	3	2～0	
			作用。	5	4	3	2～0	
			用法和传递方法。	5	4	3	2～0	
		血管钳	不同血管钳的特点。	5	4	3	2～0	
			作用。	5	4	3	2～0	
			用法和传递的方法。	5	4	3	2～0	
		镊子	名称、作用。	5	4	3	2～0	
			用法和传递方法。	5	4	3	2～0	
		剪刀	各种剪刀的作用。	5	4	3	2～0	
			用法。	5	4	3	2～0	
		组织钳	名称。	5	4	3	2～0	
			作用和用法。	5	4	3	2～0	
		卵圆钳	名称。	5	4	3	2～0	
			作用和用法。	5	4	3	2～0	
		针线	各种规格针线的特点。和作用。	5	4	3	2～0	
			穿针的要求和方法。	5	4	3	2～0	
操作熟练程度	15	对器械的名称作用非常熟悉，了解常用器械的用法和正确的传递方法。		15	12	8	6～0	
总分	100							

BEI JING ZHI SHI

背景知识

一、手术室的布局和设施

手术室是医院的重要科室，是医院对患者实施手术、治疗、诊断并担负抢救工作的重要场所，是预防患者发生院内感染的重点科室。其清洁度高，无菌要求严格，布局和设施有其严格性和特殊性。在手术室的设计中，首先，应具有超前意识，根据医院近10～15年的发展目标以及医疗设备的发展趋势进行设计。同时应邀请手术室护士长与设计人员一起参与新

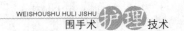

手术室的设计,认真听取外科医生、麻醉医生以及相关人员的建设性意见,总结现有手术室布局设计中存在的缺陷,借鉴国内外手术室先进的布局设计,结合实际展开讨论、分析,拟订设计方案后反复修改,再加以实施。手术室的设施和布局应将整体性功能流程、洁污分区以及安全方面作为重点考虑。

(一)手术室的位置

手术室应建在三楼或四楼,与监护、放射、病房、血库、病理、化验、中心供应室等相关科室邻近,便于患者的垂直和水平交送。建筑物的八、九层楼是大气中尘埃堆积最多层,故手术室一般不宜建在八层或九层。

(二)手术室的设计和布局特点

科学和医疗技术的发展,对手术室的建筑、设备、仪器和管理提出了更新更高的要求。由于大型手术设备的购入、新型设备种类以及手术消耗品的增多,目前在手术室设计中发现的储藏室和手术间太小、运输通道过于拥挤等问题较为突出。

传统的手术室没有建立科学的物流线路,非密封性手术室易造成大面积的交叉感染,且有气流死角,靠化学方法消毒效果不持久且副作用大,不能满足操作需要。而现代手术室全封闭独立气密型内壳经久耐用,层次性压差可防止交叉感染,洁净的空调系统采用物理方法过滤生物粒子可保持手术过程中的无菌,而方便的自动控制监测系统又可实现手术室的智能化管理,同时完善的高标准医用气体系统以及内嵌式的基本配套设备又扩大了手术室的使用空间。其中全封闭的手术环境(手术间内不设窗户)不但可为显微和内镜手术提供良好的暗室环境,避免自然光束影响手术野集中采光的缺陷,又能保证层流手术间良好的正压条件,确保层流空间和送风系统不受影响。

(三)手术间的数量

手术室的专业设计根据手术间的数量多少,设计方案也不同。手术室的设计应根据医院规模和床位数量决定。每25~30张外科病床应设有一间手术间。拥有100张床位的医院可设计L形的有2~3间手术间的小型手术室,而拥有500~600张床位的医院可设计U形或T形的12~15间手术室。大的手术室常在手术室外围设有外走廊,便于工作人员进出及患者的运送,而不是作为污物通道使用。手术间的面积应根据手术种类和手术设备需要而定。特大手术间的面积为55~60m²,适合心脏、骨科和神经外科手术。由于内镜、显微镜、导航仪、超声刀等大型设备在各专科的广泛应用,手术间面积也应相应扩大。一般来说,手术间的理想面积为35~40m²,小手术间的面积为20~30m²,其中小手术间以少为佳。

(四)通道及区域的划分

手术室的布局设计应遵循功能流程与洁污分区的原则。应设有工作人员的更衣通道和患者进出通道。通道宽度以2.4m为佳。在工作人员的入口处应设有换鞋室,并备有手术衣裤、帽子、口罩。外出与进内应严格执行更衣制度。在患者的进出通道口可放置交换床或推车车轮,必须清洁后方可进入手术室。

手术室应严格划分为三个区域,即无菌区、清洁区、污染区。无菌区设有手术间、准备间、无菌物品存放间及洗手间。手术间可分无菌手术间、一般手术间及隔离手术间,其中隔离手术间设在无菌区的最外口。准备间可位于手术间之间,备有术中所用的消毒锅、常用盐水药物、标本袋等物。洗手间在外,准备间在内,用双向门相隔。两个手术间之间最好有一个洗手间和准备间,洗手间应安装洗手池或洗手槽并装有脚踏(脚碰)或感应自动开关,有冷热水供应。不锈钢洗手池采用内弧形设计可令水花不易溅出,常带恒温水龙头,控制方式有膝控、感应、肘控三种。地面应采用不导电的建筑材料。有条件的医院设有净化水装置,而取消浸泡法刷手。

清洁区应设有护士站、换鞋更衣室、值班室、休息室、办公室、示教室、术前准备室、麻醉恢复室、设备储藏室、标本室(如病理科设在手术室边上,可直接将标本放入病理科的冰箱内,并进行标本登记及清点)。更衣室男女分设,并设有卫生间。器械清洗、消毒、打包、灭菌室及敷料的打包室可设在清洁区,有条件可采用中心供应室一体化管理,在中心供应室和手术室之间安装清洁和污染电梯,便于污染器械的下送和无菌物品的返回。工作人员和患者通道应分区设置。工作人员及患者进出清洁区则需更换手术衣裤、鞋帽,无菌区的着装要求除同清洁区外,尚需戴上口罩。有条件的医院甚至在清洁区进入无菌区前须更换鞋子。

污染区为工作人员或外来人员及非更衣者因工作或其他原因需要进入的区域,如电梯口、楼梯口区域。污染区设有污物处理室,内设污物电梯。

环境条件:为了减少患者的代谢需求,手术室的温度应保持在为22～25℃。为了减少细菌生长和保持较好的静电环境,湿度应控制在40%～70%。每个手术间的室温应单独控制,根据手术的需要调节不同的温度,如有严重损伤的患者及植皮患者需适当提高室温。

(五)手术间的设计要求

1. 空调超净和层流式送风模式。层流式送风模式是将空气全面地由一侧以均匀的速度流至另一侧,使污染空气平推而出。送风时气流在室中按整个横切面平推前进,故称层流式送风。层流式送风送风量大,最多可相当于每小时换气600～700次。通风中使用过滤器的流速较慢,但能保持空气灭菌环境。

2. 墙壁和天花板。墙壁和天花板采用可隔音、坚实、光滑、无空隙、防火、防湿、易清洁的材料。天花板、墙、门和地板的颜色力求相近,手术室在色调的选择上,越来越多的选用米色、米黄色或粉红色等暖色调,儿科手术间墙上还画有卡通图画。墙脚呈弧形防灰尘堆积。墙内可装有温、湿度机及调节装置、录音机、观片灯、层流净化开关、电源插座、中心供氧、中心吸引、中心供气等。并将手术室内的柜子埋入手术间之间的墙壁内。天花板装有中心供气系统(如笑气、压缩空气、氧气和中心吸引系统、移动式输液轨道、悬挂式电源插座、无影灯、层流净化等设施)。手术间的墙及天花板可用采电解钢板,可提高墙身抗撞击性及保温、隔音效能。而接缝处采用金属填料填充,再经精工打磨光滑,达到平滑无缝、密封的效果。可采用特殊的防裂、抗菌涂料,这种涂料耐火洗,极易清洁,使手术室的内部不致于存在死角,便于清洁、消毒。

3. 门和窗。手术间的门应宽大。目前常采用标准尺寸为1.4m(w)×2.1m(h)的滑动式自动感印门。控制模式采用微电脑控制,开门方式有手肘按动开关、脚膝部触发红外线感应开关等功能,在传动系统出现故障时,也可以通过把手将门打开。在关门时遇到障碍物,门会自动打开,直到障碍物清除后再自动关闭。手术间的门也可采用双向开门,打开后能定位不摆动。另一门可与准备间相通。可设有与手术间相通的外走廊(或称污物走廊)。手术间如有窗户,应装双层窗户,最好采用铝合金窗框以利防尘保温,窗玻璃以茶色或淡绿色为宜。内境及显微手术需要暗室的手术环境,玻璃需为深色。层流手术间以全封闭(无窗门)

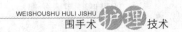

为好。

4. 地面。地面应采用坚硬、光滑易清洁的材料建造,或铺进口静电地胶板。地面不设下水道,以防污染气体污染手术间。

5. 电源。应有双相供电设施,以保证安全运转。各手术间应有足够的电源插座及用电保证。所有电源插座均安装在离地约 1.3m 处,并在离患者四肢较近的屋顶安装悬挂式电源插座。

6. 中心供气。当手术室的常用气体(氧气、压缩空气、笑气)出现异常情况时有声光报警装置。有条件的医院,在手术室的清洗间装有供手术器材清洗的中心吸引和压缩空气,便于管道的清理。

7. 安全设计。手术室的安全设计特点需阻止或控制潜在的感染、燃烧、爆炸或电危险。除通道的良好设计、物品的运输体系和处理体系(如中心供应室与手术室的一体化管理)、手术室着装的管理、手术间正压和分布很好的洁净层流通风等以外,电安全也是非常重要的问题。手术间内铺设静电地胶板并安装电线绝缘监护仪,可有效防止电危险的发生。走廊墙壁上应装数只灭火器,以防意外事件发生。

8. 照明设施。普通照明设施应安装在屋顶或墙壁。手术照明灯以母子无影灯为佳。亮度可自行调节。有的母灯中间装有摄像镜头,可供手术带教和医学资料的收集。无影灯中间常安有调节手柄,将手柄套灭菌后装上,术中保持无菌状态,外科医生可自行调节灯光。

9. 通讯系统。有条件的手术间及辅助用房可安装电话。每个手术间安有摄像机并与手术总控制台及患者家属等待区相连,便于手术调控及信息传递。手术间与手术室总控制台之间或血库、病理科、麻醉恢复室、中心供应室之间可设有对讲机。同时手术室还设有应急电铃、抢救呼叫系统、手术室区域音乐播放系统等设施。传呼机可广泛用于手术室内,如护士长、总负责护士、值班护士等均配有传呼机,清洁工及其他辅助人员也可通过传呼机的电话号码显示获知工作去向,减少了不必要的噪音。气体管道运输系统可架起科与科之间的桥梁,实验室报告、诊断性报告、小件物品、记录单等均可经管道运输系统传送。

10. 电脑。有条件的手术室可安装电脑,用于人员、物品及费用管理,手术记录、手术预约、手术安排、资料收集、手术统计等项工作。

(六)术前准备室和麻醉恢复室的设计要求

术前准备室设在手术室的清洁区,采用大房间集中安排床位,床与床之间用床帘隔开。其中手术前准备室是为手术患者提供术前准备和手术等待的场所。护理台设在中央,在该区域护士将核对患者,检查手术前的准备工作完成情况,开通静脉通路,做好围手术期用药及手术前的皮肤准备,同时做好患者解释安慰及心理护理工作,让患者有一安静的环境等待手术,对加快手术间的周转及患者的心理起着积极作用。

麻醉恢复室设在手术室清洁区,离手术间较近(运送时间不超过 5 分钟)。设施与 ICU 相同。麻醉恢复室为一独立的护理单元,采用大房间集中安排床位,护理站设在中央,其床位数根据手术数量和类型而定,可考虑为手术台数的 1.5～2.0 倍,以确保手术患者的术后恢复时间和手术台的高利用率。床与床之间至少需要 1.2m 的空间。以两张床为单位,备有床头用物柜(内装常规护理用物),患者所需的吸引、供氧、输液、电源插座、水池及监护仪等设施安装在两头之间,便于集中护理和操作。

二、手术室洁净技术

随着临床医学的深入发展,外科各种高难度手术的不断呈现,创造洁净手术室已成为外科手术技术发展的必然趋势。自2002年我国颁发了《医院洁净手术部建筑技术规范》后,洁净手术室的建设出现了加速趋势。通过净化空调系统,有效控制室内的温度、湿度及尘粒,创造理想的手术环境,可降低手术感染率,提高手术质量,已成为现代医院的发展潮流,也是现代化医院的重要标志。

(一)洁净手术室的空气调节技术

手术室的空气调节技术是通过经科学设计的初、中、高效多级空气过滤系统,最大程度地清除悬浮于空气中的微粒及微生物,并有效阻止室外粒子进入室内,创造洁净环境的有效手段。

洁净手术室的空气调节系统主要由空气处理器,初、中、高效过滤器,加压风机,空气加温器,回风口与送风口等各部分组成。

空气过滤是最有效、安全、经济和方便的除菌手段,采用合适的过滤器能保证送风气流达到要求的尘埃浓度和细菌浓度。初效过滤器设在新风口,是第一级过滤,其对空气中≥$5\mu m$的微粒滤除率在50%以上;中效过滤器设在送风口,其对新风、回风中≥$0.5\mu m$的微粒滤除率在95%以上。经过高效过滤器的超净空气,其洁净度可达99.89%。据有关资料证明,应用空气过滤装置可使外科手术切口感染率大大下降。

(二)洁净手术室的空气净化技术

洁净手术室的净化技术,通过净化送风气流控制洁净度,达到无菌的目的。净化空气按气流方式分为两种形式。

1. 乱流式。 其送风气流特点为流线不平行、流速不均匀、方向不单一,时有交叉回旋的气流流过房间工作区截面。乱流式除尘率较差,适用于1万级以下的手术室内采用。

2. 层流式。 其送风气流形式以流线平行、流速均匀、方向不单一的气流特点流过房间工作区整个截面的洁净室。层流式的气流将微粒、尘埃通过回风口带出手术室,不产生涡流,故没有浮动的尘埃,净化程度强。适用于在100级的手术室内采用。层流式分为两种类型:

(1)垂直层流。其送风气流形式为垂直于地面的单向流洁净室。将高效过滤器安装在房顶上,整个房顶是过滤层,气流垂直向下,回风口设在除外墙及门口以外所有靠地面的墙面上。

(2)水平层流。其送风气流形式为平行于地面的单向流洁净室。将高效过滤器安装在患者脚端一侧的墙面上,水平吹送气流,回风口设在相对一侧近墙面的房顶上。

(三)洁净手术室的内部平面布置

1. 洁净手术室的内部分区。 洁净手术应严格分为洁净区和非洁净区。洁净区与非洁净区的用房及通道处理应满足医疗流程需要。可分为有前室和无前室两种。

(1)有前室的洁净手术室。一般由刷手间、麻醉准备间、冲洗消毒间和一间手术室组合而成。

(2)无前室的洁净手术室。由手术室和其侧方或前方布置的刷手间及清洗消毒间组

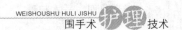
成,刷手间也可在洁净走廊内布置。

2. 洁净手术室的洁净流线布置。洁净手术室的洁净流线必须分明,流程合理,可有效地防止交叉感染,缩短操作路线,减轻工作人员劳动强度,提高手术质量。其人流通道应简明快捷。应该注意以下两点:

(1)患者进入手术室洁净走廊之前应更换病车及被服等。

(2)医生、护士是手术术前、术中活动最频繁的人,其活动直接影响手术室的洁净质量,所以行走路线必须按照要求进行。

三、手术室管理

(一)手术室常用器械物品管理

手术器械是外科手术操作的必备物品。正确掌握各种手术器械的结构特点和基本性能并能熟练运用是执行外科手术的基本要求。一般手术器械可分为两类:一类是带轴节的器械,在尾部用力,轴节作交点,尖端至轴节形成重臂,柄环至轴节形成力臂,活动时形成夹力,如血管钳、持针钳和剪刀等;另一类是用力点在器械中间,支点在尾端,工作点在前端,如刀、镊等。

1. 手术刀(scalpel,surgical blade)。手术刀由刀柄和可装卸的刀片两部分组成。刀柄一般根据其长短及大小来分型,一把刀柄可以安装几种不同型号的刀片。刀柄一般与刀片分开存放和消毒。刀片的种类较多,按其形态可分为圆刀、弯刀及三角刀等;按其大小可分大刀片、中刀片和小刀片;按其型号分可分为 10 号中圆刀片、11 号尖刀片、12 号镰状刀片、15 号小圆刀片等(图 4-4)。安装刀片时,用持针器夹持刀片前端背部,使刀片的缺口对准刀柄前部的刀棱,稍用力向后拉动即可装上。卸刀片时,用持针器夹持刀片尾端背部,稍用力提取刀片向前推即可卸下。

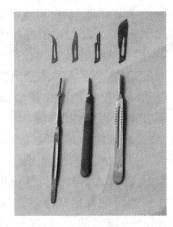

图 4-4 手术刀

(1)用途。手术刀主要用于切开和分离组织。可以根据不同的手术需求,选择不同的刀具。一般情况下,中圆刀片、大圆刀片用于切开皮肤、皮下、肌肉、骨膜,小圆刀片用于眼科、手外科、深部手术等精细组织切割,尖刀片用于切开胃肠道、血管、神经及心脏组织,镰状刀片主要用于腭咽部手术。

(2)正确的执刀方式有以下四种(图 4-5)。

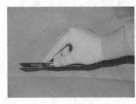
执弓式

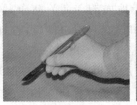
执笔式

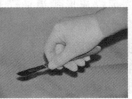
握持式

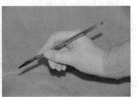
反挑式

图 4-5 执手术刀方式

1）执弓式。是最常用的一种执刀方式。动作范围广且灵活,用力涉及整个上肢,主要在腕部。主要用于较长的皮肤切口和腹直肌前鞘的切开等。

2）执笔式。用力轻柔,操作灵活准确,便于控制刀的活动度。其动作和力量主要在手指。主要用于短小切口及精细手术,如解剖血管、神经及切开腹膜等。

3）握持式。全手握持刀柄,拇指与食指紧捏刀柄刻痕处。此法控刀比较稳定。操作的主要活动力点是肩关节。主要用于切割范围广,组织坚厚,用力较大的组织切开。如截肢、肌腱切开,较长的皮肤切口等。

4）反挑式。是执笔式的一种转换形式。刀刃向上挑开,以免损伤深部组织。操作时先刺入,动点在手指。用于切开脓肿、刺破血管或胆总管等空腔脏器,切断钳夹的组织,扩大皮肤切口等。

（3）手术刀的传递方式。传递手术刀时,传递者应握住刀柄与刀片衔接处的背部,将刀柄尾端送至术者的手中,不可将刀刃对着术者传递,以免造成损伤(图4-6)。

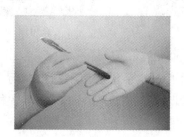 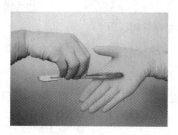

图4-6　手术刀的传递

2. 手术剪(scissors)。手术剪(图4-7)一般分为两大类：组织剪和线剪。组织剪用于分离、解剖组织,锐利而精细。通常浅部手术操作用直组织剪,深部手术操作用弯组织剪。线剪多为直剪,用于剪断缝线、敷料、引流管等。正确的执剪姿势为拇指和无名指分别扣入剪刀柄的两环,中指放在无名指环的剪刀柄上,食指压在轴节处,起稳定和导向作用(图4-8)。

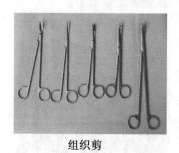 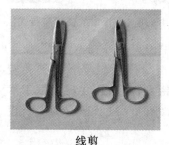 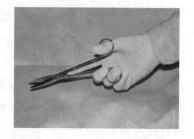

组织剪　　　　　　　　　　线剪

图4-7　手术剪　　　　　　　　　图4-8　执剪姿势

3. 血管钳(hemostat)。血管钳主要用于止血,也称止血钳。另外还可用于分离、解剖组织及夹持组织,也可用于牵引、拔出缝针或代镊使用。代镊使用时不宜夹持皮肤、脏器及较脆弱的组织,且不可扣紧钳柄上的齿轮,以免损伤组织。临床上血管钳种类很多,钳柄处均有扣锁钳的齿槽,主要可分为弯血管钳、直角钳、直血管钳等。常用者有以下几种(图4-9)。

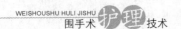
（1）直血管钳（straight clamp）。用于夹持浅层组织出血，协助拔针等。

（2）弯血管钳（kelly clamp）。用于夹持不同部位组织或内脏血管。根据钳端长短的不同分为小弯、中弯和大弯。

（3）直角钳。用于游离血管、神经、输尿管、胆管等组织及牵引物的引导。

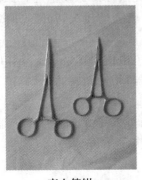
直血管钳

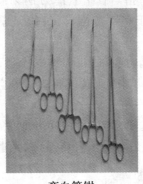
弯血管钳

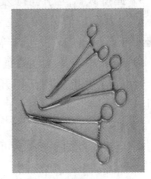
直角钳

图 4 - 9　血管钳

血管钳的使用方式基本同手术剪。关闭血管钳时与执手术剪两手动作相同。打开血管钳时，用拇指和食指持住血管钳一个环口，中指和无名指持住另一环口，将拇指和无名指轻轻用力对顶一下即可（图 4 - 10）。

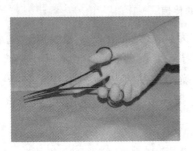

图 4 - 10　血管钳的使用和传递

4. 手术镊（forceps）。 手术镊用于夹持或提取组织，便于分离、剪开和缝合，也可用来夹持缝针及敷料等。其种类较多，根据前端是否有齿可分为有齿镊和无齿镊，还可根据手术镊的长短分为长镊、中长镊和短镊（图 4 - 11），还有为专科设计的特殊手术镊。

（1）有齿镊（teeth forceps）。又称组织镊。其前端有齿，用于提起皮肤、皮下组织、筋膜等坚韧组织，夹持牢固，但对组织有一定的损伤。

（2）无齿镊（smooth forceps）。其前端无齿，用于夹持组织、脏器及敷料。操作时根据部位深浅选用合适长短的镊子。无齿镊对组织的损伤较轻，可用于肠壁、血管、神经及黏膜等的夹持。

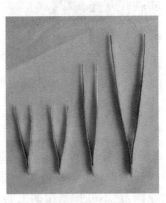

图 4 - 11　手术镊

正确的持镊姿势是拇指对食指与中指,把持两镊脚的中部,稳而适度地夹住组织(图4－12)。

手术镊的传递方式:传递者捏住镊子的前端使镊子脚部闭合,将镊子尾端递到术者手中(图4－12)。

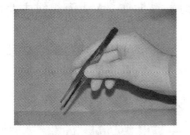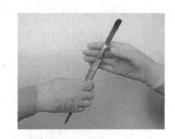

图4－12　手术镊的使用和传递

5. 持针钳(needle holder)。 持针钳也叫持针器,主要用于夹持缝针,有时也用于缝线打结。其基本结构与血管钳类似。持针器的前端齿槽床部短,柄长,钳叶内有交叉齿纹,使夹持缝针稳定,缝合时不易滑脱。使用时将持针器的尖端夹住缝针的中后1/3交界处,且将缝线重叠部分也放于针嘴内。若夹在齿槽床的中部,容易将针折断。

常用的执持针钳方法有以下几种(图4－13)。

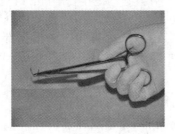
把抓式

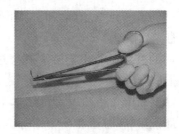
指扣式

图4－13　持针钳执法

(1)把抓式。也叫掌握法。即用手掌握住持针器,钳环紧贴大鱼际,拇指、中指、无名指及小指分别压在钳柄上,食指压在持针钳中部近轴节处。利用拇指及大鱼际和掌指关节活动推展、张开持针钳柄环上的齿扣。

(2)指扣式。为传统执法。用拇指、无名指套入钳环内,以手指活动力量来控制持针器关闭,并控制其张开与合拢时的动作范围。

(3)单扣式。也叫掌指法。拇指套入钳环内,食指压在钳的前半部做支撑引导,其余三指压钳环固定手掌中,拇指可上下开闭活动,控制持针钳的张开与合拢。

持针钳的传递:传递者握住持针钳中部,将柄端递给操作者。注意将针尖朝上,以免误伤操作者。

6. 其他常用钳类器械(图4－14)。

(1)布巾钳(linen clamp)。前端弯而尖,似蟹的大爪,能交叉咬合。主要用于固定手术巾,并夹住皮肤,以防术中移动或松开。

(2)组织钳(organization clamp)。又叫鼠齿钳或 Alice 钳。其前端稍宽,有一排细齿似小耙,闭合时互相嵌合,弹性好。用于夹持纱巾垫与切口边缘的皮下组织,也用于夹持组织或皮瓣作为牵引。

（3）海绵钳（sponge forceps）。也叫持物钳或卵圆钳。钳的前部呈环状，分为有齿和无齿两种。有齿海绵钳主要用于夹持、传递已消毒的器械、缝线、缝针及引流管等，也用于夹持敷料作手术皮肤的消毒，或用于手术深部拭血和协助暴露止血。无齿海绵钳主要用于夹提肠管等脏器组织，对组织损伤小。

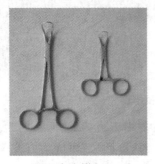
布巾钳

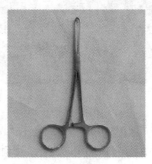
组织钳

图 4 - 14　其他常用钳类

（4）肠钳（intestinal forceps）。有直、弯两种。钳叶扁平有弹性，咬合面有细纹，无齿，轻夹时两钳叶间有一定的空隙，钳夹损伤很小，可用于暂时阻止胃肠壁的血管和内容物流动。

（5）直角钳（right-angle clamp）。前端弯曲呈 90°直角，故称直角钳。根据部位深浅使用长短不同的直角钳。用于游离和绕过重要血管、胆管、输尿管等组织的后壁，如胃左动脉、胆囊管、输尿管等。

（6）胃钳和十二指肠钳。常于术中切断胃或切断十二指肠时使用。

（7）肾蒂钳、脾蒂钳和肺蒂钳等。分别为术中夹持肾蒂、脾蒂或肺蒂用。

7. 常用牵引物（retractors）。牵引钩又称拉钩，用于牵开组织，显露手术野，便于探查和操作。可分为手持拉钩和自动拉钩两类。根据手术需要有大、中、小之分，又可根据深浅、形状的不同而分别命名。常用的拉钩有以下几种（图 4 - 15）。

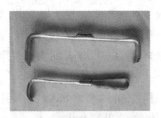
腹腔拉钩

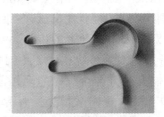
S拉钩

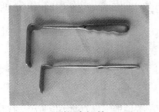
甲状腺拉钩

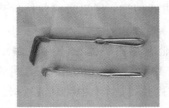
爪形拉钩

图 4 - 15　常用拉钩

（1）腹腔拉钩。为较宽大的平滑钩。一端有拉钩的称腹壁拉钩,两端均有拉钩的称方拉钩,用于腹腔较大的手术或腹部探查。

（2）S拉钩。也叫弯钩,是一种"S"状深部拉钩。用于胸腔、腹腔、盆腔等深部手术,有大、中、小、宽、窄之分。

（3）甲状腺拉钩。也叫直角拉钩,为细长平钩状。可牵开皮肤,皮下组织,肌肉和筋膜等,常用于甲状腺部位牵拉暴露,也常用于其他手术。

（4）爪形拉钩。外形如耙状,根据前端爪数称三爪拉钩或四爪拉钩等。用于浅部手术的皮肤牵开。

（5）皮肤拉钩。为钩状牵开器,与腹腔拉钩形状相似,但较小。用于阑尾、疝、乳房等手术,亦可用于腹壁的牵拉。

（6）自动拉钩。为自行固定牵开器,暴露视野清晰且节省人力。腹腔、盆腔、胸腔、腰部、颅脑等部位的手术均可使用。

8. 吸引器（suction）。 用于吸引手术野中的出血、渗出物、脓液、冲洗液及空腔脏器中的内容物等,使术野清楚,并减少污染机会。吸引器由吸引头、吸引管、吸引瓶及动力部分组成。动力又分马达电力和负压吸引两种。吸引头材质和结构有多种,按材质分为金属和一次性硬塑料吸引器,按结构分为双套管和单管吸引器。双套管吸引器的外管有多个孔眼,内管在外套管内,尾部接一次性吸引器。多孔的外套管可防止内管吸引时被周围的组织堵塞,保持吸引通畅。

9. 敷料（sponge）。 一般有纱布和布类制品,根据敷料是否可显影分别用于手术中和非手术时。一般术中应使用可显影的敷料,有纱布（4×4）、纱条、盐水巾、脑棉片等。非术中使用的敷料有纱布、棉球、大棉垫、小棉垫等。布类制品为手术铺巾及无菌手术衣等。

（1）纱布。分为可显影和不可显影两种。可显影纱布根据其大小又叫4×4纱布,可用于术中拭擦渗血、脓液及分泌物。进入腹腔应用湿纱布,以垂直角度在积液处轻压,蘸除积液,不可揩擦、横擦,否则易损伤组织。用于消毒皮肤的纱布、术后覆盖缝合切口、术中擦汗等应使用不显影的纱布。

（2）纱条。术中使用,可显影。作用与用法与4×4纱布相似,较大。

（3）盐水巾。术中使用,可显影。用于遮盖皮肤、腹膜,湿盐水巾可用来保护腹腔脏器,也可用来擦血。

10. 显微手术器械。 显微外科是20世纪60年代发展起来的新兴学科,它是借助光学放大工具（手术放大镜和显微镜）和显微手术器械,熟练运用显微外科技巧进行精细手术的一门学科。

（1）微型组织镊。用于夹持、提取、分离组织等。一般有直形及尖端30°弯镊。镊子尖端直径为0.15mm,光洁,有的尖端有精细的钩槽,夹持组织方便,不会损伤血管。由于其尖端极为精细,容易损坏,故不能用其夹持粗大组织及普通缝合针线,更不能相互碰撞。

（2）微型持针器。用于持针、缝合、打结,有直、弯两种。其中弯持针器弯度为30°,较直型更为适用。另外还有带齿锁闭式及新型剪刀持针器,只能用于夹持7-0～11-0的针线及缝合打结,手柄及连接簧片不能用力持捏,用毕松开。

（3）微型剪刀。用于修剪、分离小血管外膜,剪断1mm以下的细微神经、血管及9-0～

11-0 缝线。也分为直、弯两种。剪刀及持针器均为尾部弹簧启闭式,以减少长期手术导致的手部疲劳。

(4) 显微外科血管夹。夹闭 0.5~3mm 细小血管,压强 2.1~3g/mm²,夹持 1~1.5 小时血管壁不出现压迹。有单独及带离合臂双夹并联式两种,后者较常用。

(5) 显微冲洗器。在血管吻合前,要把管腔内血迹冲洗干净。在吻合过程中,要保护手术野湿润,因此冲洗针头及针筒必不可少。常用针头为 5/2 平头或斜面无创针头,冲洗时直接与针筒套接,或通过一条硅胶管套接,也可与输液器套接。

(6) 显微缝合针线。常用 7-0~11-0 尼龙无创线缝针,缝针直径 70~200μm,缝线直径 18~50μm,拉力 10~50g,以黑色及深蓝色较常用。

显微手术器械精细,体积小,不影响视野,对组织损伤小。前端部位尖、细、光滑,对合严密,关节部位灵活,易损坏。显微手术器械的特点决定了维护与保养的特殊要求:显微手术器械应与普通手术器械分开存放、清洗、消毒和处理;指定专人负责保管,最好固定专人使用;显微手术器械不要重叠放置,以免损伤前端工作部位;显微手术器械前端工作部分应用合适直径的塑料套管保护;显微手术器械清洗完毕应放置在专用的器械盒内;显微手术器械在清洗消毒和运送过程中,要小心轻放。

11. 手术缝针(needle)与缝线(suture)。手术缝针主要用于缝合组织和贯穿结扎,由高质量和高韧度的不锈钢制成。其强度应保证它们能携带缝线材料以最小的阻力穿过组织且将组织拖拽降至最低。其韧性要保证它们在折断前先倾向于弯曲,使操作者提前感觉到这种信号,以便及时采取措施。

(1) 手术缝针的类别。按针尖分类:① 圆针:为圆锥形针尖及圆滑针体,能轻易地穿透组织,无切割作用,孔道小而损伤轻。② 圆钝针:为圆钝针头及圆滑针体,组织损伤最小,用于钝性分离和缝合脆性组织,如肝脾手术。它的另一特点是操作时不易刺伤操作人员。③ 角针:又分正角针和反角针。其针尖和针体截面均呈三角形,其锋利的针尖及切割的刃缘,易于穿透坚韧强厚、难以穿刺的组织。但在针道下会留下较大的孔道,易破坏周围的组织、血管,损伤较大,多用于缝合皮肤、骨膜等。④ 圆体角针:为切割性针尖及圆滑的针体,穿透性能优异,很容易穿透致密和坚韧的组织,组织损伤极小。⑤ 铲针:为铲形针尖及薄而扁平的针体,提供精细手术所需的最高平稳度,特别适合眼科使用。

按针体分类:有弯针、直针两种。直针在临床上较少使用。弯针较常用,根据针体弧度分为:1/4 弧、3/8 弧、5/8 弧等。

按针眼分类:有密闭眼、隙裂眼、无针眼三类。无针眼针是针与线直接连接在一起成为连续的整体,即无损伤缝合针线。

(2)手术缝线。缝线是用于结扎(系缚)血管或对合(缝合)组织,使之产生适当结合的线性材料。手术所用的线应具有下列条件:有一定的张力,易打结,组织反应小,无毒,不致敏,无致癌性,易灭菌和保存。

缝线的分类:缝线可分为非吸收线和可吸收线两大类。① 非吸收缝线:由天然材质加工而成、人工合成或直接由金属制成。天然材质制成品如丝线和棉线等;人工合成品主要有聚丙烯缝线、聚酯线和聚丁酯缝线等;金属材料的缝线如钢丝等。② 可吸收缝线:由天然材质加工制成或人工合成。天然材质制成品包括各种羊肠线、铬肠线、软肠线等;人工合成品主要有聚甘醇酸缝线、聚甘醇碳酸缝线、聚二氧杂环己酮线等。

缝线的性能：可吸收缝线是目前较理想的一种缝线，是由健康哺乳动物的胶原或人工合成的多聚体制备而成。天然的可吸收缝线是通过人体内酶的消化来降解缝线纤维。而合成的可吸收性缝线则先是通过水解作用，使水分逐渐渗透到缝线纤维内而引起多聚体链的分解。与天然的可吸收性缝线相比，合成的可吸收性缝线植入后的水解作用仅引起较轻的组织反应。所以目前天然的可吸收性缝线已被人工合成的可吸收性缝线所替代，不再应用于临床手术。

人工合成的可吸收缝线，表面光滑、吸收快、损伤小、组织反应小。型号有 0～9-0。针有圆、三角针之分，使用时根据临床用途进行选择。

常用的有 Dexon（PGA，聚羟基乙酸），外观呈绿白相间，多股紧密编织而成的针线一体线；粗细从 6-0 到 2 号，其抗张力强度高，不易拉断；柔软平顺，易打结，操作手感好；水解后产生的羟基乙酸有抑菌作用，60～90 天完全吸收。3-0 线适合于胃肠、泌尿科、眼科及妇产科手术等；1 号线适合于缝合腹膜、腱鞘等。Vicryl（polyglactin 910）有保护薇乔和快薇乔两种。保护薇乔具有较好的临床可预知性并可提供强有力的伤口支持。其特点是：可通过水解能在 56～70 天内完全吸收；尽可能精细的规格，很少的材质植入，使缝线周围组织反应极小，无异物残留；很高的体内张力强度，可支持伤口 28～35 天；操作和打结方便；涂层纤维消除了缝线的粗糙边缘，对组织的拖带和损伤很小。快薇乔能为伤口提供短期支持，是吸收最快的人工合成缝线。其特点是术后第 14 天时张力强度迅速消失，初始强度与丝线和肠线相仿，组织反应极小，合二为一的圆体角针对肌肉和黏膜损伤较小，特别适合于浅表皮肤和黏膜的缝合。此外，Maxon（聚甘醇碳酸）、PDS（polydioxanone、聚二氧杂环己酮）等缝线也有其各自的优点。

非吸收缝线有桑蚕丝线、棉线、不锈钢丝、尼龙线、钽丝、银丝、亚麻线等数十种。临床最常用的非吸收缝线为丝线、聚酯缝线和聚丙烯缝线。① 丝线：根据缝线张力强度及粗细的不同亦分为不同型号。"0"数越多的线越细，最细显微外科无损伤缝线号为 12 个"0"。以 3-0、2-0、0 号较常用。0 号线用于缝合皮肤、皮下组织、筋膜；粗丝线用于结扎大血管，减张缝合，腹膜、韧带及肌腱的缝合。临床上最常用的是丝线，其优点是组织反应小，质软，易打结而不易滑脱，抗张力较强，能耐高温灭菌，价格低，来源易。缺点是在组织内为永久性的异物，伤口感染后易形成窦道。胆管、泌尿道缝合可致结石形成。② 聚酯缝线：由聚酯制成的紧密纺织多股缝线。其操作的打结性能好，结的牢固性特别优越，是缝合人造血管的最佳材料。聚酯纤维线能持久地保留在体内，提供精确而均一的张力，极少破损，术后无需因刺激性而考虑去除缝线端。③ 聚丙烯缝线：又名滑线，通过聚丙烯的聚合而制成，是一种特别惰性的单股缝线，可保留其张力强度，临床上使用的有 prolene。因为是单股很难打结，但柔软，比其他单股缝线易于操作。使用滑线打结时，须将手湿润后操作，应防止拉断。该缝线感染性很小，可用于具有并发症的污染部位。聚丙烯缝线表面十分光滑，可以顺利通过组织并保持一定程度的可塑性，但材料表面的光滑性使得打结容易滑脱。聚丙烯缝线的组织反应性很小，可在组织中保留无限长时间。已被广泛应用于普外科、心血管外科、整形外科及眼科手术。

（二）手术患者管理

1. 体位的安置。 近年来，医学科学技术发展迅速，手术术式不断改良、创新，对手术体位提出了更高的要求,手术室护理人员必须不断学习,更新知识,交流护理经验,提高护理技术及管理水平,才能跟上科技发展的步伐,更好地为患者服务。现在就手术体位管理做具体阐述。

(1)手术体位安置原则。正确的手术体位可获得良好的术野显露,防止神经、肢体等意外损伤的发生,缩短手术时间;反之,则可造成手术操作困难,可能导致重要器官的损伤、大出血或其他严重后果。因此必须熟练掌握手术体位的安置。体位安置由手术医生、麻醉医生、巡回护士共同完成。

手术体位安置的原则是:患者舒适、安全,无并发症;充分显露术野,便于医生操作;固定牢靠、不易移动;不影响患者的呼吸、血液循环,不压迫外周神经,不过度牵拉肌肉骨骼;方便麻醉、观察及输液;爱护尊重患者。

2. 常见手术体位安置方法。

仰卧位

(1)方法。患者仰卧于床上,头枕头圈,必要时骶尾部放一软垫防止压疮。膝关节用约束带固定双下肢,不宜过紧,以通过一指为宜,两手自然平放于两侧开口单下,将开口单两端塞在床垫下,固定双上肢。建立静脉通路的上肢可置于搁手板上,外展不超过90°。见图4-16。

(2)手术应用。适用于头部手术、颈部手术、腹部手术、四肢手术、胸部手术等手术体位的安置。

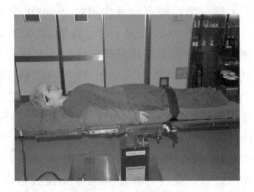

图4-16 仰卧位

(3)特殊仰卧位。

甲状腺手术:患者肩下垫一软垫,头枕头圈,两侧置小沙袋以固定头部防止滑动。见图4-17。

前列腺、子宫及盆腔手术:在臀部垫一软垫或摇低床头。

乳房手术、骨科上肢手术:患者患侧上肢外展不要超过90°,注意避免手臂过度外展,防止臂丛神经的损伤。见图4-18。

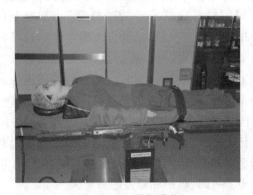

图4-17 颈仰卧位

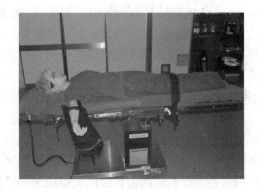

图4-18 乳房手术仰卧位

乳房手术时应将手术侧靠近台边,肩胛下垫以卷折的中单,上臂外展置于臂托上。对侧上肢用中单固定于体侧。甲状腺等颈前部手术时,注意将手术台上部抬高 10°～20°,头板放下 60°～70°,使颈部过伸。

侧卧位

(1)方法。患者健侧卧 90°,患侧向上,头下放置头圈。双臂置于双层搁手板上,固定架上用棉垫衬垫。双膝关节之间垫一软垫,用两条约束带分别于臀部、膝部固定。见图 4-19。

胸部手术:患者胸下垫一大软枕,骨盆两边用沙袋固定防止身体倾斜,检查肩部是否受压,患侧下肢屈曲 60°～70°,健侧下肢伸直。

肾、输尿管上段手术:患者需在骨盆两边用沙袋固定,肾区(肋缘下 3cm)对准手术床腰桥,健侧下肢屈曲 60°～70°,患侧下肢伸直。见图 4-20。

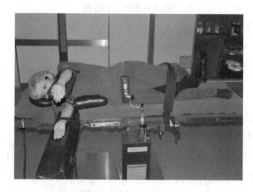
图 4-19　侧卧位

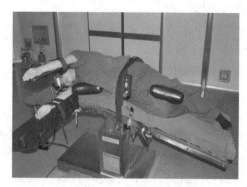
图 4-20　肾手术侧卧位

髋部手术:患者胸下垫一大软枕,两边用沙袋固定,防止身体倾斜,两腿间垫软垫,约束带将软垫及健侧下肢一起固定,患侧下肢不约束。患者胸部用软垫约束带固定。

(2)手术应用。适用于肺、食管等侧胸壁切口的手术,肾脏、输尿管上段手术,髋部手术如人工髋关节置换、股骨头置换。

(3)特殊体位。45°侧卧位:适用于食管三切口手术及其他特殊胸、腹部手术等手术体位的安置。在患侧肋部垫一长条软枕,对侧身体用沙袋固定,防止移位。患侧手臂用绷带固定在麻醉架上,悬持的手臂不应超过 90°,手臂必须轻微旋后,防止臂丛神经的损伤。注意手臂和手要用棉垫包好,以免皮肤碰到麻醉架引起术中电刀灼伤。

俯卧位

(1)方法。患者俯卧,头部枕头圈,头偏向一侧,双手放于头两侧的搁手板上,予以约束,外展角度不要超过 45°,防止臂丛神经的损伤。胸腹部放置俯卧位架,使胸腹部悬空不至于受压,保持呼吸道通畅。小腿和踝部置软垫,以免足背神经受压,约束带两根分别固定在臀部、腘窝上方。见图 4-21。

(2)手术应用。适用于后颅、脊柱后路及其他背部手术等手术体位的安置。

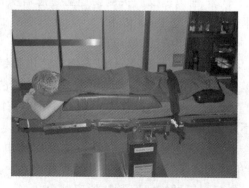
图 4-21　俯卧位

截石位

（1）方法。患者仰卧手术台上，臀部稍超出手术床下 1/3 交界处约 4～5cm，双下肢置于搁脚架上，两腿间角度不要超过 120°。搁脚架有棉垫衬垫妥善保护腘窝，防止腓总神经和隐神经的损伤。注意避免大腿过度外展外旋，防止坐骨神经的损伤。将手术床床尾摇下，两手平放于身体两侧用开口单包好，必要时肩部放置肩托，尾骶部放置软垫。保护神经血管，并用约束带固定。见图 4-22。

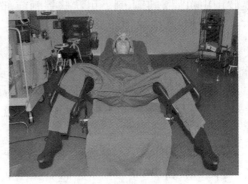

图 4-22　截石位

（2）手术应用。适用于尿道、会阴部、肛肠等手术的体位安置。

半坐位和坐位

（1）半坐位。患者先同仰卧位放置好体位，摇起床板，患者呈半坐位姿势，适用于鼻部手术。

（2）坐位。脑外科后颅窝手术头部需先放置好头架，再摇起床板，将头架固定于坐位装置，双手放于腹部固定，双下肢用弹力绷带绑好，防止因长时间手术导致静脉血栓的形成。

2. 铺无菌巾。手术野铺无菌巾的目的是防止细菌进入切口。除显露手术切口所必须的皮肤以外，其他部位均用无菌巾遮盖，以避免和尽量减少手术中的污染，并应保持无菌巾干燥。

（1）铺无菌巾的原则。

1）铺无菌巾应由洗手护士和手术医生共同完成。

2）铺巾前，洗手护士应穿戴无菌手术衣和手套。

3）铺无菌巾时，距离手术切口 2～3cm，悬垂至床缘 30cm 以下，切口周围不得少于 4 层，外围不少于 2 层。

4）严格遵循铺巾顺序。原则是铺第一层无菌巾遵循从较干净一侧→干净一侧的原则。

5）打开无菌单或手术巾时，下缘不得落于腰平面以下，铺放前不得接触非无菌物体。

6）铺巾时必须对准手术部位，无菌巾一旦放下，不得移动，必须移动时，只能由内向外，不得由外向内移动。

（2）铺巾范围。头侧要铺盖过患者头部和麻醉架，下端遮盖过患者足部，两侧部位应下垂过手术床边 30cm 以下。

（3）铺巾方法（以腹部手术为例）。

手术区域消毒后，一般先铺治疗巾再铺中单，最后铺剖腹单。铺第一层治疗巾时由洗手护士将治疗巾折叠 1/4 递给助手，传递时注意治疗巾折边方向。

方法一：如果操作者穿戴好手术衣、手套后铺巾，则应先铺近操作者一侧→下方（相对不洁区）→上方→对侧。

方法二：如果操作者外科洗手后铺巾，未穿手术衣、戴手套，顺序为：先铺对侧→下方（相对不洁区）→上方→最后铺操作者的一侧。铺巾后需重新消毒手、手臂，穿戴好手术衣、手套后方可铺第二层及其他层铺巾。

铺好治疗巾后，用布巾钳固定治疗巾交角处。在下、上方各加盖一条中单。取剖腹单，其开口对准切口部位,先展开上端(一般上端短,下端较长)遮住麻醉架。再展开下端,遮住患者足端。

（4）注意事项。

1）铺巾时,助手未戴手套的手不得碰撞洗手护士已戴手套的手。

2）铺巾前,应先确定手术切口的部位,铺巾外露切口部分的范围不可过大,也不可太窄小,行探查性手术时需留有延长切口的余地。

3）铺切口周围治疗巾时,应将其折叠 1/4,使近切口部位有两层布。

（三）手术室管理制度

1. 手术室无菌技术原则。无菌操作技术应用非常广泛,如果能很好理解无菌技术原则,就可以在操作中体现。手术室在所有时间里都需要严格的无菌操作技术。所有参加手术的人员必须认真对待,互相监督,并遵守以下原则:

（1）无菌区域使用的所有物品必须无菌。

（2）严格区分无菌与有菌的界限。无菌物品一经接触有菌物品即为污染,不得再作为无菌物品使用。

（3）任何时候怀疑被污染必须视为污染。

（4）未经使用的无菌手术衣整件都是无菌的。一旦穿上手术衣,以下区域为无菌区域:前面从胸部到桌平面;袖子到肘上 10cm。其他所有区域被认为污染区域:颈部、肩部、腋下和背部,背面被包裹的部分,手术衣卡夫(必须用手套覆盖)。

（5）手术台上人员应遵循无菌区域对无菌区域内走动,禁止在手术间内随意走动或到走廊上;非手术台上人员应在非无菌区内走动。

（6）手术台上人员必须在无菌区域内保持无菌,并遵从以下规则转换位子:背靠背移位;背对台下手术人员移位;面对无菌区域移位;让台下手术人员站在一边让位,而不要试着拥挤而过。

（7）手术人员打喷嚏或咳嗽时应将头转离无菌区域。及时擦拭手术者的汗液,擦汗时术者应将头侧向一边,离开无菌区域。

（8）当手术铺巾时,应与手术床保持安全距离。

（9）不可在手术人员背后传递器械和手术用物。

（10）术中手套破损或污染,应立即更换无菌手套;手臂污染应戴无菌袖套;布单湿透要加无菌单。

（11）保持无菌布类干燥。铺无菌布单时,器械台与手术切口应有四层以上。

（12）手术台上人员不能靠在手术台上、患者身上和插桌上。

（13）无菌台/桌平面以上视为无菌,以下视为有菌。手术人员的手、手术台上的用物如触到或落到台面以下,即视为污染。

（14）空腔脏器切开前,周围要用纱布垫保护,避免内容物溢出污染手术野。

（15）限制手术间参观人数,一般为 2～3 人,参观者要距离手术人员 30cm 以上。观看手术人员必须呆在手术间内直到手术结束,禁止在手术间内一间一间地观看手术。手术间应减少人员进出到最低限度,保持不必要的谈话至最低限度。

2. 手术室一般管理规则。

（1）手术室应设专人管理进出人员,未经许可不准进手术室。凡是进手术室的工作人员必须更换衣、帽、裤、鞋,戴好口罩,离开手术室时交还。不准带私人用物进入无菌区。注意内衣、头发、鼻孔勿外露,颈部无挂件。严重上呼吸道及皮肤感染者,不宜参加手术。

（2）手术室分为污染区、清洁区、无菌区,应有明显标记或标牌,布局合理。

（3）各科择期手术,应在手术前一日上午 11：30 前开出手术电子通知单。若有感染性疾病需注明。急诊抢救手术可先口头通知,再补手术通知单。

（4）手术按手术通知单时间进行,必须准时手术,不得随意更改。特殊情况可协商联系。

（5）手术室工作人员或手术人员均应严格遵循无菌技术和消毒隔离制度。有菌无菌手术分室进行,先无菌手术后有菌手术,特殊感染须进行特殊消毒灭菌处理。

（6）室内保持严肃安静,禁止高声喧哗,手术时必须注意力集中,不得聊天、看报等。

（7）严格执行清点和查对制度,上手术台后,一般不得就坐,保证手术安全有序。

（8）手术室应常备各科急诊手术包及抢救器材。对器械、物品、布类等,应定期清点、维修、报损、补充。手术器械不得外借,如非借不可须经医教科同意。

3. 参观制度。

（1）手术室任何工作人员均应承担控制外来人员进入手术区域的义务。

（2）进入手术室参观,参观者需遵守手术室的各项规章制度,必须穿参观衣,穿戴鞋套、帽子、口罩方可进入,参观完毕将参观衣物等归还手术室。

（3）参观者应接受手术室医护人员的管理,只能参观指定的手术,不得任意出入其他手术间,要保持室内肃静与整洁,爱护物品。

（4）非外科手术科室人员,未经许可不得进入手术室。一台手术的观看人数应控制在 2～3 人以内。参观者应遵守无菌操作原则,不得随意走动,应与手术无菌区域保持 30cm 以上的安全距离,违者手术室工作人员有权制止。

（5）急诊手术禁止参观。院外参观人员必须经医院批准。谢绝本院员工及家属进入手术间观看其亲属的手术(包括直系亲属)。晚夜班谢绝参观。

4. 安全管理。

（1）必须严格执行医院、护理部和手术室部门的制度、操作规程和实践指南。所有护士都要参与安全管理,并与感染科、保安部、后勤服务中心和护工部门紧密配合,以给患者、来访者、员工提供一个安全的环境。手术室带教护士将培训记录保存在护士的继续教育档案上。

（2）新员工入科前必须完成全院性的岗前培训、护理部岗前培训以及手术室部门的岗前培训,内容包括:部门的制度、规程和技能,部门的工作职责和操作实践指南,防火计划、紧急事件和灾难的应对、紧急电话号码、工作场所暴力的管理和应对,部门存在的有害物质、个人防护、锐器的暴露、感染控制、受伤时如何获得帮助、保守秘密、意外事件报告程序等。

（3）当存在下列情况需进行在职培训:新增有害物质、有任何的制度和流程的改变、员工中已明确存在安全知识缺乏、新增的医疗设备。

（4）手术室高危安全管理内容。严格执行手术安全核查制度;严格执行输血核对制度;严格执行操作规程,注意安全;严格执行标本送检制度,建立标本登记本;严格执行清点制度,确保无异物遗留,交接班过程中必须进行物品清点;严格执行交接班制度;严格遵守无菌技术原则;严格执行意外事件报告制度。

5. 手术器械、物品消毒灭菌管理。

（1）手术器械和用品的灭菌要求见《消毒技术规范》。应选择适宜的灭菌方法,并结合科学的监测手段,保证灭菌效果。能用压力蒸汽灭菌的物品应避免使用化学灭菌。所有手术器具、器械、材料,包括布巾、纱布、敷料、缝针、刀片等,凡能够耐高温、高湿的物品均采用压力蒸汽灭菌。对不耐热和高温的物品,采用环氧乙烷气体灭菌或低温等离子灭菌。灭菌后,必须去除物品上的环氧乙烷残毒。为保证灭菌效果,灭菌锅应定期做嗜热脂肪芽孢杆菌监测及无菌试验。

(2)医疗器材和物品在灭菌前,先去污染,彻底清洗干净,尽可能地减少所携带的原始细菌数量。灭菌时,应作包内、包外化学指示物监测。具体要求为灭菌包包外有化学指示剂,包内放置化学指示剂,并置于最难灭菌的部位。如果透过包装材料可直接观察包内化学指示剂的颜色变化,则不必放置包外化学指示剂。通过观察化学指示剂颜色变化,判定是否达到灭菌合格要求。根据灭菌对象的材质,选择相应的灭菌方式。

(3)采用快速压力蒸汽灭菌程序灭菌时,应直接将一片包内化学指示剂置于待灭菌物品旁边进行化学监测。

(4)无菌物品使用前,应严格检查包装有无潮湿、破损,核对灭菌有效期,以及指示胶带与指示卡变色是否均匀一致,是否达到灭菌要求。灭菌物品应放于离地高 20～25cm,离天花板 50cm,离墙远于 5～10cm 处的载物架上。一次性使用无菌物品应去除外包装后,进入无菌物品存放区。

(5)每月细菌培养监测。手指、消毒液、净化水、操作台、空气、实物、医用器材(胆道镜、腹腔镜、关节镜)、简易球囊。

(6)接送患者的平车定期消毒,车轮应每次清洁,车上物体保持清洁。接送隔离患者的平车用后严格消毒。

(7)布类以及垃圾的管理。手术后的污布类送洗衣房清洗消毒。按垃圾分类原则处理手术垃圾,将血液、体液污染的用物放入黄色垃圾袋;将一次性包装材料及生活垃圾放入黑色垃圾袋;将化疗垃圾放入红色垃圾袋;锐器用后必须放置在耐刺容器内。感染性手术医用垃圾置黄色污物袋,外贴隔离标志封闭运送,作无害化处理。

6. 手术患者安全核查制度。手术患者安全核查的目的是促进临床学科之间进行良好沟通和团队协作。核查表是临床医生提高手术安全、降低不必要手术死亡和并发症的工具。其最终目的是确保团队始终如一地遵守一些关键安全步骤,从而尽可能降低那些危及手术患者生命和健康的最常见且可避免的风险。

"手术团队"可理解为外科医生、麻醉医生、护士和与手术相关的其他人员。手术安全核查由外科医生、麻醉医生、手术室护士共同完成,并在手术安全核查表上签字确认。

(1)手术患者安全核查的时间。麻醉实施前、手术开始前、患者离开手术室前。

(2)核查内容。

麻醉实施前(sign in):患者身份、手术名称、手术部位、手术麻醉知情同意、术前备血,麻醉、手术准备完成情况等。

手术开始前(time out):患者身份、手术名称、手术部位,由手术医生、麻醉医生、手术护士分别陈述手术关注点、麻醉关注点以及手术用物准备情况。

患者离开手术室前(sign out):患者身份、手术方式的确认、确认物品清点正确、标本正确、皮肤完整、确认各引流管及患者去向等情况。

7. 手术中医嘱执行制度。

(1)药物医嘱的执行必须严格执行三查七对,以确保药物的正确执行。三查:给药前、给药中、给药后。七对:床号、姓名、药名、剂量、浓度、时间、方法。

（2）药物医嘱的执行。配置药物前检查药品的质量：有无变质、容器裂痕，有效期和批号，标签不清勿使用，注意药物的配伍禁忌，I类精神药品在抽取药液及弃去剩余药液时，须有第二人在场，并在麻醉药物执行单上双签名；保留空安瓿随麻醉处方一起送至药房。

（3）易致过敏药物给药前应询问有无过敏史。

（4）需做过敏试验的药物，给药前必须确保皮肤过敏试验阴性。

（5）抢救患者时医生下达的口头医嘱，执行者须复诵一遍，无误后方可执行，空安瓿经两人核对后方可丢弃。

（6）术中药物医嘱执行后在手术护理记录单上记录药物浓度、名称、剂量、给药途径及给药时间。

8. 输血查对制度。

（1）接收血库送来的血液时须检查血袋上的采血日期、有效期，血液质量有无凝血块、溶血、变色、气泡，血袋有无破损及封口是否严密。

（2）输血前必须经两人（麻醉医生或护士）核对，核对无误后在输血申请单上签执行者和协助者的全名。

（3）核对内容。

1）输血申请单上受血者的姓名、住院号是否与住院首页相符。

2）输血申请单上受血者的床号、姓名、住院号、血型是否与血袋上的标签相符。

3）输血申请单上供血者的姓名、血型、血量、血袋号是否与血袋上的标签相符。

4）输血申请单上受血者的血型是否与血常规报告单上的血型相符。

5）输血申请单上受血者和供血者的血型是否相符。

6）交叉配血结果。

有以上任何疑问之一，不得执行输血。

（4）输血起始、完毕时间及输血量，由麻醉医师记录于麻醉记录单上。

9. 手术物品清点制度。

（1）清点的目的。通过清点保持手术敷料、缝针、器械、零星物件数字正确，确保患者安全，确保手术医生、护士和医院免于法律诉讼，避免手术器械遗失。

（2）清点范围。

清点缝针敷料的手术：ENT 鼻、耳部手术、尿道以及体表小手术。

不清点的手术：声带息肉、鼓膜置管、眼科、膀胱镜等。

除以上手术外，其他必须清点缝针、敷料、器械以及零星物件等所有手术用物。

（3）清点内容。缝针、敷料、器械。其他：钉仓、牵引带、器械保护套、成套材料（如导管及导丝）、棉球、穿刺器封帽、钛夹板数量等。

（4）清点时间。手术开始前、关闭体腔（缝合伤口）前、关闭体腔（缝合伤口）后、皮肤缝合时。

（5）清点细则。

1）巡回护士术前检查手术间环境，尤其在地面、桌子表面、床周围和床底下查看有无缝针、敷料和器械遗留在手术间内。

2）环境垃圾清理。上台清点前后清理垃圾，污物桶内无垃圾异物遗留，叮嘱麻醉医生和手术医生不要随便使用或乱扔纱布等物。

3）清点必须有足够的时间,并在没有其他事情影响的情况下进行。

4）洗手与巡回护士一起参与清点,没有洗手护士的情况下,医生参与清点。

5）在清点过程中,洗手、巡回护士双方均应目光注视清点物,唱点所清点的物品(以对方听到的音量为宜)。如一方有疑问都应重复清点,不互相抱怨。

6）缝针清点。每次清点应顺着针头、针尾方向点两遍。

7）器械清点应分类别清点(如小弯和中弯分开点),整个过程需检查器械完整性及功能状态(包括钳端有无缺损、螺丝有无松动脱落、绝缘层有无脱落、吸引器头帽是否齐全等,发现问题及时拿离)。

8）敷料清点。敷料数量多时,洗手和巡回护士以清点 50 块为一个计数单位装入一个黄色垃圾袋内,以方便清点。

9）洗手护士在完成第一遍清点后,对缝针、敷料应再作一次清点核实。洗手护士在整个配合过程中应经常清点缝针、敷料,注意用物的数量正确,配合中做到注意力集中、动作敏捷,缝针用后应及时收回,别在海绵上或缝针收集盒内以免遗失。

10）术中添加敷料、缝针等用物,应及时记录,切忌重复记录。如有换班护士,添加用物后应写上缩写名并交班。

11）任何紧急的情况下均应坚持严格清点。

12）交接班时必须清点,在未清点正确前交班护士不能离开,直到清点正确或问题解决为止。

13）关腹时如医生没有给充足的时间清点,应该与医生进行良好的沟通,一定要取得医生的协作,这时清点是最重要的。

14）手术结束清点用物的顺序:按污物桶→器械台→插桌→手术野的顺序进行清点,以免遗漏或重复。

15）手术结束,洗手护士应自始至终一直到敷料贴好,布类逐块检查后放到垃圾袋内,以免器械到洗衣房。

16）子宫全切术阴道内塞的纱布请用 4×4 不可透纱布,以免遗留体内。记录并在结束前提醒医生取出。

17）手术器械必须在布类移出后再次检查是否正确,手术间内所有的垃圾必须等患者离开手术间后再拿离。

10. 手术室清洁制度。

(1)手术室地面。

1）手术室所有区域每天常规早晚拖地 2 次,地面污染以及两台手术之间常规拖地。

2）浴室、厕所地面尽量保持干燥。

3）手术区域不用扫把扫地,每个手术间拖地完毕后换拖把头。

4）按比例配地面施康消毒液,浓度监测符合要求。

(2)桌面及物体表面。

1）物体每天常规进行一次湿抹。

2）两台手术之间常规擦桌面和手术床表面。

3）平车每周擦一次。

4）电缆线、冰箱、温箱、微波炉、柜顶、回风口等处每周擦一次,脏了随时清洁。

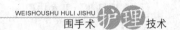
（3）清洁物品的清洗。

1）洗衣机清洗毛巾和推把，尽量每次用后清洁。

2）污物桶每天消毒液擦洗一次。

3）推把根据区域不同标记不同颜色。

（4）其他。

1）每月一次打蜡。

2）每半年一次清洗地面。

（四）手术室工作流程

手术室工作总流程

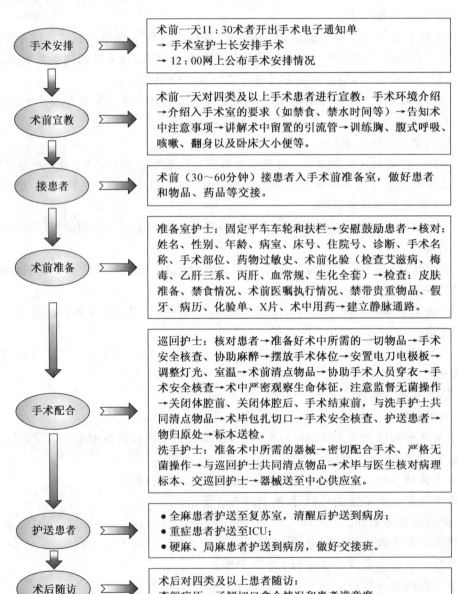

手术安排 ⇒ 术前一天11：30术者开出手术电子通知单
→ 手术室护士长安排手术
→ 12：00网上公布手术安排情况

术前宣教 ⇒ 术前一天对四类及以上手术患者进行宣教：手术环境介绍→介绍入手术室的要求（如禁食、禁水时间等）→告知术中注意事项→讲解术中留置的引流管→训练胸、腹式呼吸、咳嗽、翻身以及卧床大小便等。

接患者 ⇒ 术前（30～60分钟）接患者入手术前准备室，做好患者和物品、药品等交接。

术前准备 ⇒ 准备室护士：固定平车车轮和扶栏→安慰鼓励患者→核对：姓名、性别、年龄、病室、床号、住院号、诊断、手术名称、手术部位、药物过敏史、术前化验（检查艾滋病、梅毒、乙肝三系、丙肝、血常规、生化全套）→检查：皮肤准备、禁食情况、术前医嘱执行情况、禁带贵重物品、假牙、病历、化验单、X片、术中用药→建立静脉通路。

手术配合 ⇒ 巡回护士：核对患者→准备好术中所需的一切物品→手术安全核查、协助麻醉→摆放手术体位→安置电刀电极板→调整灯光、室温→术前清点物品→协助手术人员穿衣→手术安全核查→术中严密观察生命体征，注意监督无菌操作→关闭体腔前、关闭体腔后、手术结束前，与洗手护士共同清点物品→术毕包扎切口→手术安全核查、护送患者→物归原处→标本送检。
洗手护士：准备术中所需的器械→密切配合手术、严格无菌操作→与巡回护士共同清点物品→术毕与医生核对病理标本、交巡回护士→器械送至中心供应室。

护送患者 ⇒ ●全麻患者护送至复苏室，清醒后护送到病房；
●重症患者护送至ICU；
●硬麻、局麻患者护送到病房，做好交接班。

术后随访 ⇒ 术后对四类及以上患者随访：
查阅病历；了解切口愈合情况和患者满意度。

手术器械、物品清点流程

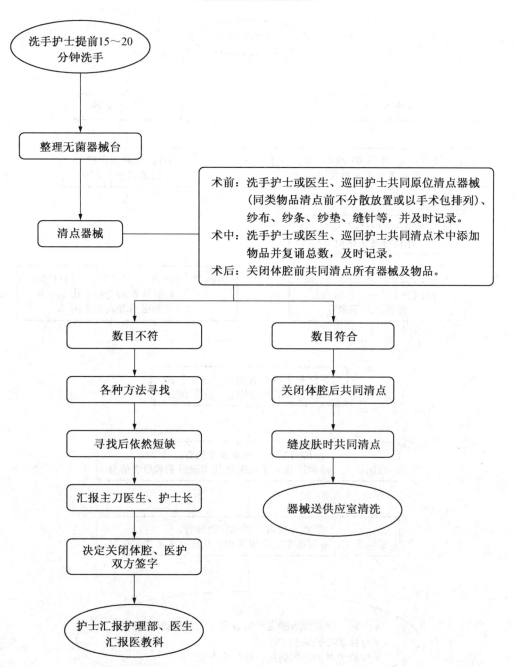

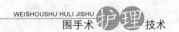

手术患者进出手术室流程

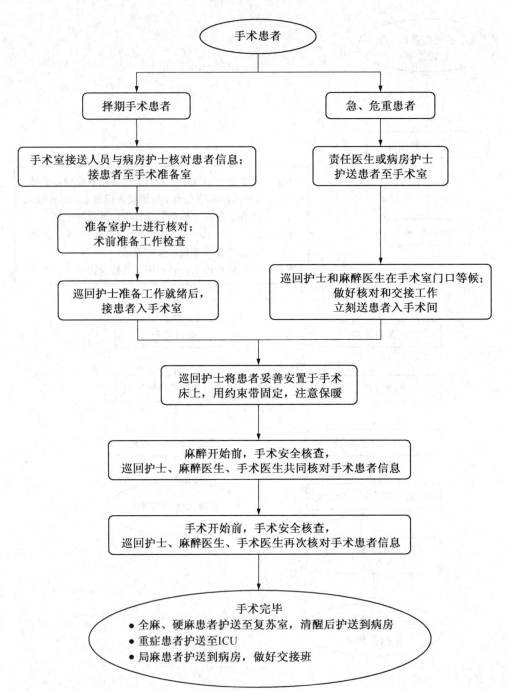

手术患者

择期手术患者

急、危重患者

手术室接送人员与病房护士核对患者信息；
接患者至手术准备室

责任医生或病房护士
护送患者至手术室

准备室护士进行核对；
术前准备工作检查

巡回护士准备工作就绪后，
接患者入手术室

巡回护士和麻醉医生在手术室门口等候；
做好核对和交接工作
立刻送患者入手术间

巡回护士将患者妥善安置于手术
床上，用约束带固定，注意保暖

麻醉开始前，手术安全核查，
巡回护士、麻醉医生、手术医生共同核对手术患者信息

手术开始前，手术安全核查，
巡回护士、麻醉医生、手术医生再次核对手术患者信息

手术完毕
- 全麻、硬麻患者护送至复苏室，清醒后护送到病房
- 重症患者护送至ICU
- 局麻患者护送到病房，做好交接班

传染病或特殊感染患者手术处理流程

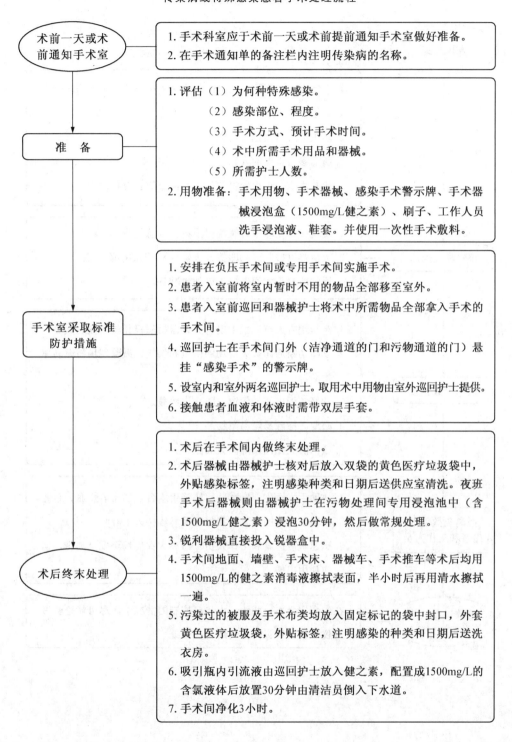

术前一天或术前通知手术室

1. 手术科室应于术前一天或术前提前通知手术室做好准备。
2. 在手术通知单的备注栏内注明传染病的名称。

准　备

1. 评估（1）为何种特殊感染。
　　　　（2）感染部位、程度。
　　　　（3）手术方式、预计手术时间。
　　　　（4）术中所需手术用品和器械。
　　　　（5）所需护士人数。
2. 用物准备：手术用物、手术器械、感染手术警示牌、手术器械浸泡盒（1500mg/L健之素）、刷子、工作人员洗手浸泡液、鞋套。并使用一次性手术敷料。

手术室采取标准防护措施

1. 安排在负压手术间或专用手术间实施手术。
2. 患者入室前将室内暂时不用的物品全部移至室外。
3. 患者入室前巡回和器械护士将术中所需物品全部拿入手术的手术间。
4. 巡回护士在手术间门外（洁净通道的门和污物通道的门）悬挂"感染手术"的警示牌。
5. 设室内和室外两名巡回护士。取用术中用物由室外巡回护士提供。
6. 接触患者血液和体液时需带双层手套。

术后终末处理

1. 术后在手术间内做终末处理。
2. 术后器械由器械护士核对后放入双袋的黄色医疗垃圾袋中，外贴感染标签，注明感染种类和日期后送供应室清洗。夜班手术后器械则由器械护士在污物处理间专用浸泡池中（含1500mg/L健之素）浸泡30分钟，然后做常规处理。
3. 锐利器械直接投入锐器盒中。
4. 手术间地面、墙壁、手术床、器械车、手术推车等术后均用1500mg/L的健之素消毒液擦拭表面，半小时后再用清水擦拭一遍。
5. 污染过的被服及手术布类均放入固定标记的袋中封口，外套黄色医疗垃圾袋，外贴标签，注明感染的种类和日期后送洗衣房。
6. 吸引瓶内引流液由巡回护士放入健之素，配置成1500mg/L的含氯液体后放置30分钟由清洁员倒入下水道。
7. 手术间净化3小时。

手术室应对火灾的应急流程

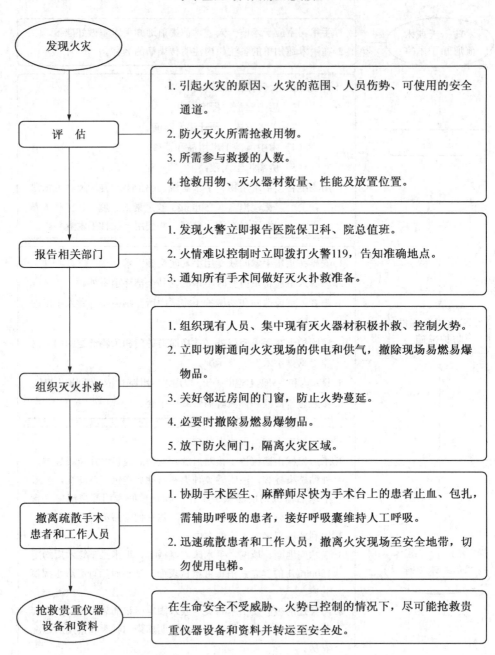

发现火灾

评　估
1. 引起火灾的原因、火灾的范围、人员伤势、可使用的安全通道。
2. 防火灭火所需抢救用物。
3. 所需参与救援的人数。
4. 抢救用物、灭火器材数量、性能及放置位置。

报告相关部门
1. 发现火警立即报告医院保卫科、院总值班。
2. 火情难以控制时立即拨打火警119，告知准确地点。
3. 通知所有手术间做好灭火扑救准备。

组织灭火扑救
1. 组织现有人员、集中现有灭火器材积极扑救、控制火势。
2. 立即切断通向火灾现场的供电和供气，撤除现场易燃易爆物品。
3. 关好邻近房间的门窗，防止火势蔓延。
4. 必要时撤除易燃易爆物品。
5. 放下防火闸门，隔离火灾区域。

撤离疏散手术患者和工作人员
1. 协助手术医生、麻醉师尽快为手术台上的患者止血、包扎，需辅助呼吸的患者，接好呼吸囊维持人工呼吸。
2. 迅速疏散患者和工作人员，撤离火灾现场至安全地带，切勿使用电梯。

抢救贵重仪器设备和资料
在生命安全不受威胁、火势已控制的情况下，尽可能抢救贵重仪器设备和资料并转运至安全处。

手术室停电和突然停电的应急流程

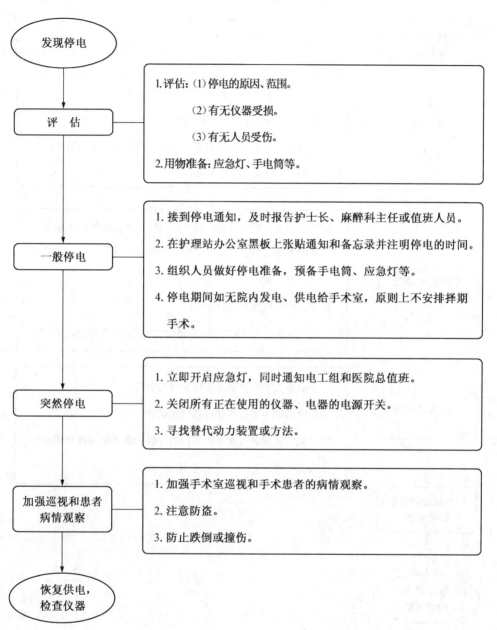

发现停电

评　估
1.评估：(1)停电的原因、范围。
　　　　(2)有无仪器受损。
　　　　(3)有无人员受伤。
2.用物准备：应急灯、手电筒等。

一般停电
1.接到停电通知，及时报告护士长、麻醉科主任或值班人员。
2.在护理站办公室黑板上张贴通知和备忘录并注明停电的时间。
3.组织人员做好停电准备，预备手电筒、应急灯等。
4.停电期间如无院内发电、供电给手术室，原则上不安排择期手术。

突然停电
1.立即开启应急灯，同时通知电工组和医院总值班。
2.关闭所有正在使用的仪器、电器的电源开关。
3.寻找替代动力装置或方法。

加强巡视和患者病情观察
1.加强手术室巡视和手术患者的病情观察。
2.注意防盗。
3.防止跌倒或撞伤。

恢复供电，检查仪器

手术室中心供氧突然停止的应急流程

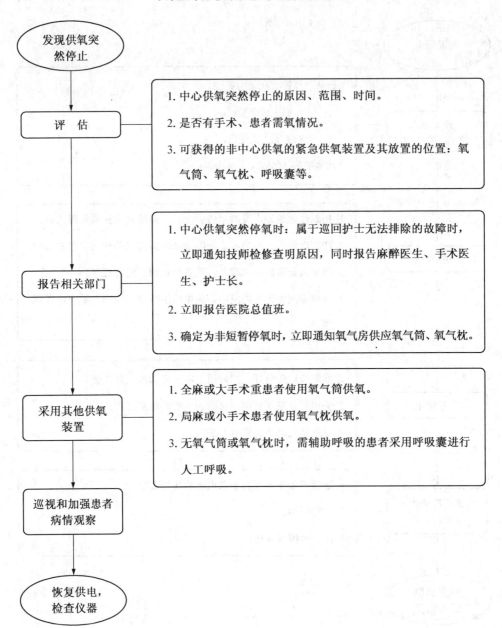

发现供氧突
然停止

评　估

1. 中心供氧突然停止的原因、范围、时间。

2. 是否有手术、患者需氧情况。

3. 可获得的非中心供氧的紧急供氧装置及其放置的位置：氧
　气筒、氧气枕、呼吸囊等。

报告相关部门

1. 中心供氧突然停氧时：属于巡回护士无法排除的故障时，
　立即通知技师检修查明原因，同时报告麻醉医生、手术医
　生、护士长。

2. 立即报告医院总值班。

3. 确定为非短暂停氧时，立即通知氧气房供应氧气筒、氧气枕。

采用其他供氧
装置

1. 全麻或大手术重患者使用氧气筒供氧。

2. 局麻或小手术患者使用氧气枕供氧。

3. 无氧气筒或氧气枕时，需辅助呼吸的患者采用呼吸囊进行
　人工呼吸。

巡视和加强患者
病情观察

恢复供电，
检查仪器

四、麻醉恢复室护理

手术结束后数小时内,麻醉作用并未终止,麻醉药、肌松药和神经阻滞药仍发挥一定的作用,各种保护反射尚未恢复,常易发生气道梗阻、通气不足、呕吐、误吸、循环功能不稳定、疼痛、寒战、低温、认知障碍等并发症,严重危害术后患者的安全。我国在 20 世纪 50 年代末期,全国仅有几家大医院建立麻醉后恢复室,规模小且管理不规范,多借鉴欧美国家先进的管理和技术,经过 50 多年的发展,我们逐步完善和规范了管理术后恢复室,由受过良好培训的医务人员管理苏醒期患者,早期识别和及时干预各种并发症,防止患者出现意外。确保手术患者舒适安全,是现代围手术期护理重要的组成部分。

(一)麻醉恢复室(Post-Anesthesia Care Unit,PACU)的位置和大小

1. 位置。PACU 位置最好处于手术室的清洁区内(半限制区),靠近手术室的入口处,与术前准备间相邻。手术室外廊转运通道通向 PACU 入口,运送患者时间不超过 5 分钟。遇有紧急情况,有利于麻醉和外科医生迅速处理,也便利于放射拍片、床边 B 超、心电图、血库提取血制品等急诊服务。与外科 ICU 在同一层面,利于一些术后病情变化需要进一步监护诊治的重危患者的转运。

2. 大小。分属手术室下相对独立的护理单元,有独立的护士站。护士站可设在中央,采用大房间集中安排床位护理患者,其监护床位数根据手术数量和类型而定。国内综合性医院一般可考虑为手术间的 0.8～1 倍,发达国家达到 1～1.5 倍,以确保手术患者有充足的术后观察时间,科学高效利用手术间。每个医院也可根据具体情况酌情设定,设计前征询麻醉科主任、手术室护士长、外科医生等相关人员的建议,合理组建利用空间。有条件的医院,可设有一独立的隔离单间复苏床。

3. 室内光线明亮,环境温度可调节。PACU 内应设有物品贮存室或适量贮物柜、污物处理间、适量洗手槽。每个床单位配备中心供氧管道、中心吸引装置、监护仪、多个电源插座、书写床头柜(内可置常用治疗和护理吸氧用物),每床之间 1～1.2m 距离,便于患者转运和紧急处理。

(二)监测设备及人员配备

1. 基本监测设备。

(1)每床配置一监护仪(带自动血压计、心电图、指脉搏血氧饱和度监测功能)。

(2)适量配置有创动脉压、呼末二氧化碳监测设备,可每邻近 2 个床位配置一套监护仪。

(3)体温监测(计)及升温装置(如取暖灯、暖风机、温毛毯等)。

(4)呼吸机 2～3 台。

2. 抢救设备及药物。

(1)可移动的紧急气管插管箱(内置各种型号的口鼻咽通气管、气管导管、喉镜、胶布、导芯、注射器、压舌板)。

(2)抢救车(内置各种型号注射器、抢救药物、除颤评估用物,胃管、静脉输液用物,加压吸氧用物等)。

(3)除颤仪。

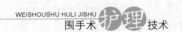

（4）常用急救用物。通气加压面罩及简易呼吸皮囊(每 2 床配 1 个皮囊)、静脉切开包、气管切开包、动脉穿刺针、换能器、连接管、中心静脉穿刺包、导尿用物、各种敷料等,放置在 PACU 最便利处,并保持完好状态。

（5）PACU 常用药物(强心剂、抗高血压药、镇痛药、皮质类固醇、抗心律失常药、抗组胺药、各麻醉拮抗药、抗恶心呕吐药、肌松药等)。

3.人员配备。

（1）麻醉恢复室在手术室科护士长的领导下,根据规模大小,可设立一专科组长或单元护士长参与日常管理。根据每个医院的具体情况,如手术类型、日手术量、手术间的利用率等,可日间开放或 24 小时开放,为患者提供同质安全护理。医疗由麻醉医生主负责制,负责患者在复苏期间的诊治及评估决定患者出科转回病房或转入监护室。

（2）护士按国内麻醉质控标准备配,恢复室床位数的 0.5～0.8 倍,国外更高 1～1.5 倍。日常管理患者,护患比例可根据麻醉后患者的评分来定,病情轻重按 1:1,1:2,或 1:3 配备,灵活分配。

（3）配备适量的发送部工人,接送手术患者及化验提血。清洁工人专门负责此区域的日常清洁工作,达到院感要求。

（三）患者入、出科标准及护理流程

1.入科标准。每个医院可根据自身运转情况制定相应的入科及出科指征,确保流程顺畅,患者安全,基本上可囊括以下范围:

（1）收住全身和区域麻醉术后患者,及不平稳的局麻患者。

（2）全院在放射、心导管、胃肠镜等检查治疗的全麻术后患者。

（3）ICU 无床,临时收住术后重症的患者。

2.出科标准。

（1）评估麻醉及手术达到预期效果。

（2）PACU 以下 5 项评分标准达 9 分或术前基础水平:

肌力:能活动四肢与抬头;呼吸:正常的呼吸与咳嗽;循环:循环稳定,与术前相比波动 $<\pm20$;神志:清醒;$SaO_2>95\%$或脱面罩吸空气下 $SaO_2>92\%$,肤色正常。

（3）生命体征在正常范围,手术部位无出血。

（4）恶心、呕吐、疼痛得到有效控制。

（5）术后体温在正常范围。

（6）麻醉医生、恢复室护士共同评估患者,由麻醉住院医生或主治签字同意出科。

3.护理流程。

（1）患者手术结束从 OR 转运至 PACU 途中,必须由一名了解术中情况的麻醉医生陪同,手术医生(住院医生)协助送至术后恢复室。

（2）达到出科标准时,由 PACU 床边护士与发送部工友将患者安全送至病区,完成床边和书面交接。

4. PACU 建立的目的及优势。

（1）患者集中管理,节约人力、时间和设备。

（2）评估麻醉、手术效果,恢复维持患者自主呼吸与循环,精神、感觉和运动功能接近麻醉前水平。

（3）早期发现麻醉、手术潜在的一些并发症，迅速及时处理，确保患者安全。

（4）增加手术室的利用率，提高效率：手术后自主呼吸恢复的患者送往 PACU，可以节约手术间内等待患者苏醒的时间，便于接台手术的尽早进行。

（5）可作为门诊日间手术患者出院回家前的过渡期。

（6）可打造一支专业的围麻醉护理队伍。

（7）可作为 PACU 患者常规评估的标准。

（四）PACU 患者的评估与护理

1. PACU 患者监测要点。

常规监测：患者由手术室转入 PACU 后，国内一般采用美国麻醉恢复室（PACU-Aldrete）评分标准—根据肌力、呼吸、循环、指脉搏血氧饱和度、（颜色）神志 5 个方面与患者生命体征、各系统评估相结合的方法对 PACU 患者进行评估。该评分用于患者入科、常规每一间段的评估直至患者出科。

表 4－1　Post Anesthesia Recovery Score（PAR Score）评分标准

观察指标	评分		
	0	1	2
① 肌力：观察肢体自主活动或嘱患者活动肢体	can move 0 extremities 四肢均不能活动	can move 2 extremities 能活动两个肢体	can move 4 extremities 四肢能活动者
② 呼吸	Apnea 无自主呼吸者	limited breathing 呼吸受限	able to breathe deep 能做深呼吸
③ 循环	BP＋50 Base	BP＋20～50 Base	BP ＋20 Base
④ 神志	not responding 对呼唤无反应	arousable 呼唤能应答者	fully awake 完全清醒
⑤ 皮肤颜色	cyanotic/dusty 发绀/暗黑	pale/blotchy 苍白/花斑	pink 红润

选择性监测：除以上监测项目外，还会根据各专科手术的情况，针对性地监测体温、尿量，观察引流管及出血量、水电介质平衡，刺激仪测定神经肌肉阻滞等情况。

2. PACU 患者评估步骤。

PACU 患者入科评估→PACU 患者的持续性评估→PACU 患者出科评估

（1）PACU 患者入科评估。通过小组努力，由参加麻醉的人员与 PACU 护士共同完成。

1）立即评估：有无足够的呼吸。

检查气道及呼吸状况：有无自主呼吸，频率，深浅度，气道压力，检查胸式呼吸是否均等，观察唇色，并给氧，常规血氧饱和度监测。

2）给氧方式：

① 每位入科患者常规予辅助氧气吸入，预防低氧血症发生。

② 氧疗模式有：

鼻导管：适用区域麻醉，非常清醒平稳的全麻拔管患者，2～4L/分；面罩：全麻后拔除气管导管患者,6～8L/分;气管造口面罩:气管切开患者,6～8L/分。

加压皮囊给氧:呼吸弱或需呼吸复苏患者,10～15L/分;T管吸氧:带有气管插管的自主呼吸恢复平稳患者,6～8L/分。

机械通气:无自主呼吸或呼吸较弱需呼吸机机械通气或辅助的患者。

3)继续快速检查循环状况。检查给氧效果,证实气道通畅,测指脉搏血氧饱和度数值,查找有否缺氧或通气不足的症状。继续快速评估——连接心电图,进行血压及体温监测,评估循环状况(心率、节律、血压),注意皮肤颜色,接触皮肤感知干湿、冷热,发现并提出现存/潜在问题。

4)从麻醉医生处获得交班报告,患者状况回顾,术前身体、精神状况及手术/麻醉的详细情况,开始熟悉患者病情,检查患者的其他参数。

5)从头到脚全面不遗漏——系统评估与记录。① 神志:观察对刺激、唤醒的反应,瞳孔大小和对光反射,患者是否烦躁或嗜睡,合作的程度;② 神经肌肉肢体运动;③ 胃肠道及泌尿生殖功能状态,有无恶心、呕吐;④ 手术伤口及引流;⑤ 液体电解质,出入量;⑥ 疼痛。准确、及时、客观记录首次评估的内容,制订该患者在 PACU 期间的护理计划,麻醉医生在麻醉记录单中记录 PACU 的首次评估信息。

(2) PACU 患者的持续性评估。按评分标准每隔 15 分钟持续评估并记录;继续评估观察手术野及引流的状况,注意血压、心率、尿量等变化,考虑液体平衡;评估并治疗恶心和疼痛或心律失常情况;用 GCS 评分法评估神经外科患者;维持复苏期间呼吸循环的稳定;预见性观察有无麻醉或手术潜在的并发症,及时通知麻醉或手术医生,对症对因处理。

(3) PACU 患者的出科评估。评估麻醉及手术的效果,达到出科标准,由麻醉医生评估签字后出科,由 PACU 护士与工人送回病房。

3. PACU 患者的护理记录。要求使用专用的 PACU 患者评估记录单,PACU 的护理记录能客观、真实地记录患者病情及护理情况,给患者连贯性护理服务提供客观资料。及时完成 PACU 的护理记录单,运送时随同病历夹放。

护理记录的内容:主观和客观护理评估结果(入科、持续、出科评估);治疗和护理措施实施情况;患者情况的改变;医生和护士签名。

(五)麻醉恢复室常见并发症的观察及护理

恢复期间的常见并发症主要有:呼吸系统并发症;恶心、呕吐;循环系统并发症;麻醉苏醒延迟;术后疼痛;低温、寒战等。

1. 呼吸系统并发症。麻醉恢复室呼吸并发症主要包括呼吸道梗阻、低氧血症、高碳酸血症等。

(1)呼吸道梗阻。麻醉恢复期间,呼吸道梗阻比较常见的原因是舌根后坠阻塞咽喉部、喉痉挛、支气管痉挛、喉水肿。

1)舌根后坠。舌根后坠阻塞咽喉部常见原因及症状:① 由于全麻后或神经阻滞恢复不完全,患者尚处于苏醒时期,气道本身和外部肌肉张力降低,容易引起舌根后坠阻塞咽喉部,造成气道梗阻,导致术后通气不足;② 典型的上呼吸道梗阻征象为腹式呼吸亢进,肋间和锁骨上凹向内凹进,听诊无呼吸音。

治疗与护理:① 侧卧位:上呼吸道梗阻患者的首先处理是让患者侧卧位,以便使其口中分泌物排出,避免误吸。② 头后仰托下颌和提颏法:在呼吸道分泌物和异物清除后,最有效的处理方法是头后仰托下颌和提颏法。③ 放置口咽通气道或鼻咽通气道:①、②措施仍不能解除,则放置口咽通气道或鼻咽通气道。由于口咽通气道可致呕吐和喉痉挛,患者更容易耐受鼻咽通气道。④ 必要时喉罩放置、气管插管,插管困难可采用环甲膜紧急插入套管针。

2)喉痉挛。

常见原因及症状:浅麻醉情况下,由于分泌物、血液或上呼吸道操作刺激声门或口咽通气道的刺激,引起喉内肌痉挛,导致声带像开关一样间歇性关闭,结果出现吸气或呼气时的气道不完全梗阻。

治疗与护理:① 停止任何刺激;② 清除口咽部任何刺激物,如分泌物、血液或过长的口咽通气道;③ 简易呼吸器,100%纯氧加压面罩吸氧;④ 提下颏或托下颌角开放气道;⑤ 必要时给小剂量的司可林(10~20mg);⑥ 尽快建立人工气道。应用司可林的患者,即使气道已开放,也应至少连续辅助通气5~10分钟。

3)喉水肿。

常见原因及症状:常见原因有反复插管,插管时患者剧烈咳嗽,或外科操作、创伤。通常在拔管后30~60分钟出现喘鸣的症状,6~8小时是发展的高峰期,胸廓凹陷,声音嘶哑,犬吠样咳嗽及不同程度的呼吸困难。

治疗与护理:① 首先调整患者头部位置,避免气道扭曲受压;② 吸入湿化的氧气;③ 可将0.5ml的肾上腺素用盐水以1:4的比例稀释至4ml雾化吸入,使局部黏膜血管收缩;④ 重新插管,若症状在30分钟内得不到控制,且发生通气不足并伴随$PaCO_2$升高,表现迟钝者,需重新插管保持气道通畅;⑤ 同时适当考虑用地塞米松5~10mg。

4)支气管痉挛。

常见原因及症状:慢性支气管炎和支气管哮喘史,长期吸烟咳嗽史,手术应急,插管气道的操作,分泌物增加。气管插管较易引起痉挛发作,主要表现有气道阻力增加,患者呼吸困难,听诊两肺布满哮鸣音,有时伴有SaO_2下降。

治疗与护理:① 消除诱因如气道分泌物,气道刺激;② 气道吸入沙丁胺醇,嘱患者屏气数秒钟,以使气雾到达小气道;③ 同时适当考虑用类固醇,如用倍氯米松吸入、甲强的松龙静脉用药。

(2)低氧血症。缺氧是术后常见并且有潜在危险的并发症。

术后低氧血症主要原因是:① 吸入氧浓度过低(FiO_2 <21%),路上转运无吸氧。② 肺通气和换气功能不全。呼吸道梗阻,支气管痉挛,肺泡萎缩引起低氧血症。③ 部分肺组织通气/血流比值失调。麻醉药物残留,抑制了缺氧和高二氧化碳的呼吸驱动,减少功能残气量。术后肺不张,分泌物堵塞支气管,造成肺叶,肺段萎缩,造成肺内通气/血流比值失调。导管过深进入支气管,未及时发现,造成对侧肺叶萎缩,肺不张;气胸导致患侧肺不张,肺组织萎缩;肺淤血,肺水肿。术后肺栓塞是严重的并发症,可以导致缺氧症状。手术时间长以及不明原因的缺氧加上突发性胸膜疼痛、短促呼吸、胸膜渗出以及心动过速,要考虑肺栓塞。大量肺栓塞可导致低血压、肺高压以及中心静脉压明显升高。④ 肺误吸:围手术期肺误吸,由于肺不张和肺水肿,可致低氧血症。⑤ 心排出量下降:术后心排出量下降将增加氧含量低的混合静脉血通过右向左分流直接进入体循环,明显降低PaO_2。

识别常见症状与诊断：① 通过指脉搏血氧饱和度监测及血气分析；② ABG 示 $PaO_2 <$ 60mmHg；③ 表现可有呼吸困难、发绀、意识障碍、躁动、迟钝、心动过速、血压升高和心律失常。

治疗及护理：① 给氧，一般吸入氧浓度在 24%～28% 即可。② 给氧途径包括鼻导管、普通面罩、储氧面罩、T 管、气切造口，根据不同的患者选择合适的氧疗方式，注意湿化及患者舒适度。③ 经辅助吸氧未明显改善的患者，改经皮囊给氧，用呼气末正压通气或持续气道正压通气。复查 PaO_2 及相应症状有无得到改善。④ 少数严重患者，只能通过气管插管、机械通气进行治疗，同时积极查找原因，针对原因处理。

（3）高碳酸血症。术后高碳酸血症是由于肺泡换气减少，导致 $PaCO_2 > 45mmHg$。

主要原因及症状：① 麻醉性中枢抑制，上呼吸道阻力增加，肺顺应性降低，呼吸肌功能减退，呼吸肌拮抗不完全，二氧化碳产生超过排出，患者有急、慢性肺部疾患。② 肥胖、胃扩张、包扎带过紧、身体的搬动都会影响呼吸功能，而产生二氧化碳潴留。败血症或寒战可以导致二氧化碳潴留，尤其当患者不能增加每分钟通气量时。③ 临床可表现为交感兴奋，临床体征可表现过度通气、高血压、心率加快、脉压加大、皮肤红热等，以及头痛、烦躁、兴奋，在全麻状态下许多症状和体征可被减轻或掩盖，后期呈二氧化碳麻醉状态，术后诊断通气不足最直接有效的方法是测定 $PaCO_2$。

治疗和护理：① 确定原因，对症治疗。改善通气，如及时清除分泌物或异物，保持呼吸道通畅，解除痉挛，改善左心室功能。② 有效拮抗。纳洛酮，阿片类镇痛药；氟马西尼，拮抗苯二氮䓬类引起的中枢抑制；新期的明，拮抗非去极化肌松药残留。③ 气管插管和机械通气。根据临床表现、客观监测指标决定是否行气管插管辅助通气，降低 $PaCO_2$。

2. 恶心、呕吐。 恶心是一种咽部和上腹部的不适感，无疼痛，有想要呕吐的感觉。呕吐是通过口腔将胃内容物用力排出的现象。约占麻醉苏醒恢复期总并发症中的 42%。

（1）主要原因。

1）全身吸入性麻醉药，在高浓度吸入时对呼吸中枢有抑制作用，但在低浓度吸入或麻药排出、苏醒阶段对气道刺激引起咳嗽，对呕吐中枢也有一定的刺激，导致恶心、呕吐。

2）静脉镇痛药物、阿片类的药物芬太尼、苏芬太尼、阿芬太尼、雷咪芬太尼、哌替啶对大脑极后区、化学受体（CTZ）敏感区的阿片受体作用，会引起极后区性恶心、呕吐。

3）疼痛和内脏牵拉反射，胃肠道机械感受器受刺激也是引起呕吐的常见因素。

4）体位改变导致前庭系统刺激诱发呕吐。

5）术后存在的低血压、缺氧、呼吸循环不稳定，均是术后恶心、呕吐的重要诱因。

6）术后吸痰等物理刺激。

7）心理因素等。

（2）症状。恶心、呕吐将会加剧术后患者的不适，频发严重呕吐可导致水电解质、酸碱平衡失调，甚至引起误吸导致呼吸道梗阻、肺部炎症以及 ARDS，增加再次手术机会。术后呕吐增加了护理和在术后恢复室停留时间，从而增加患者的经济负担。

（3）治疗及护理。

1）对症处理，保持呼吸道通畅，头侧向一边，给患者提供安全、必要舒适的口腔护理。

2）H_2 受体拮抗剂及一些止吐药使用（如氟哌啶，枢丹）。

3）去除诱因,查找引起呕吐的原因,对因处理,如处理低氧、低血压。

4）手术近结束预先使用一些止吐药物预防。

3. 循环系统常见并发症。

（1）高血压。

1）常见原因。① 术前原有高血压未有效控制及治疗。② 术后引起血管刺激的一些因素存在(如疼痛、吸氮刺激、低氧血症或高碳酸血症、液体过量、膀胱充盈、颅内压增高等)。③ 超过术前基础血压的20%,或血压>140/90mmHg,并连续测三次。

2）处理。① 术后高血压的处理主要查找原因;② 积极处理疼痛、低氧血症、高碳酸血症,检查膀胱情况,尤其是插管患者;③ 核实手术出入量;④ 术后高血压通常不需要长效降压药物,使用温和、中短效降压药物(如亚宁定)。

（2）低血压。

1）常见原因。① 最常见的原因是低血容量低血压:围手术期补液相对不足,术中失血,术中蒸发及出汗,体液向第三间隙转移,术后有进行性出血——容量不足;② 术中体温降低导致血管收缩,至PACU复温后血管扩张,可表现低血容量;③ 椎管内麻醉平面高导致阻滞交感神经张力,全身血管阻力(SVR)降低,容量血管扩张,静脉回流减少;④ 心功能不全导致的心排量下降致低血压等。

2）处理。① 迅速查找原因,诊断和对症处理(如有迹象表明外科进行性出血,有气胸存在的低血压等);② 无特殊禁忌证,抬高下肢或置头低位;③ 输注晶体或胶体(按医嘱),保持畅通的静脉通路,必要时开放第二路;④ 可根据心率适当应用血管收缩药,如麻黄碱、苯肾上腺素、多巴胺等维持血压;⑤ 维持血压,保护重要脏器灌注,减少继发缺血损害。

4. 麻醉苏醒延迟。 全麻手术结束后2小时,意识仍未恢复者为麻醉苏醒延迟。

（1）常见原因。① 临床上最常见原因是麻醉药物过量、残余作用,瘦小,老年患者药物剂量未明显精确计算减少,肝肾功能受损患者药物代谢延迟;② 术后通气不足,低通气影响吸入麻醉药的排出;③ 肌松恢复延迟,肌松药物残留;④ 存在低氧血症、高碳酸血症、体内潜在的代谢失调如低血糖、严重高血糖、电解质紊乱、(钠、钾、钙)酸碱失衡;⑤ 低体温:延缓麻醉药物从体内进行生物转化,排泄。以上这些因素均可导致代谢性脑病、脑缺氧、麻醉药在中枢的蓄积,引起苏醒延迟。

（2）处理。① 支持治疗的同时积极查找和针对原因处理,必要时做一些化验检查,确定临床指标是否正常(如CBC,CX3,ABG等);② 维持呼吸循环稳定,保持呼吸道通畅,保证良好的每分钟通气;③ 复习病史,回顾术中用药,种类及剂量,排除可能的原因;④ 检查肌松药阻滞状态;⑤ 必要时使用一些拮抗剂。

5. 术后疼痛。

（1）术后疼痛特点。疼痛是组织损伤或潜在损伤所引起的不愉快感觉和情感体验,可伴有心血管和呼吸方面的变化。术后疼痛是因为手术创伤或一些有创操作后发生于特定体表或深部组织损伤引起的一种急性锐痛,由自主神经系统控制,患者常可以明确地确认疼痛方位,且持续时间很短暂,随着时间的推移呈由强到弱的过程。

（2）临床反应和表现。心动过速、高血压、呼吸加快、出汗、瞳孔放大、焦虑不安、躁动及受损部位的肌肉彊硬等,若未及时有效处理术后疼痛,恢复期患者难以做深呼吸和有力的咳嗽,易引起低氧血症、CO_2 潴留,分泌物潴留堵塞肺叶,引起术后肺不张;疼痛限制身体活动,静脉回流不畅,可致淤血、静脉血栓形成,并且使心血管系统交感兴奋亢进,胃肠道功能抑制,蠕动减弱更易导致术后恶心、呕吐。儿茶酚胺分泌心肌氧耗增加等应激反应,影响术后的康复。围手术期有效安全的疼痛管理,可解除患者病痛,增加患者舒适度,减少肺部感染、循环、呼吸、胃肠道等方面的并发症,减少住院天数,减轻其经济负担,是一种以人为本、以患者为中心的理念的真正体现。

(3)常见原因。① 手术创伤或有创操作损伤;② 手术环境因素:约束带,灯光,各种噪音;③ 气管插管或其他各类引流管;④ 手术近结束,麻醉药、镇痛药逐渐减量,未能做好疼痛治疗的"无缝连接",导致术后镇痛不全。

(4)疼痛的评估。术后疼痛的强度受各种因素影响,如患者心理因素、文化水平、表达能力、外科手术部位、创伤大小、切口类型、持续时间、术中麻醉镇痛处理效果等。而且恢复期患者意识逐渐恢复,病患对疼痛的描述和自我报告存在较大的差异性。对插管或烦躁的患者,必须依靠围手术期医务人员敏锐的观察力和评判性思维能力,作出正确判断。

评估内容:① 评估疼痛部位、性质、程度、开始时间、持续时间。观察与疼痛相关的行为(如肢体运动、面部表情和姿势)和生理指标(如心率、血压和呼吸频率),尤其是意识不清或插管患者不能正常交流,评估引起躁动的原因,鉴别其他存在的因素,如术后低血糖、低氧血症、尿潴留及各种导管刺激等。② 评估引起疼痛的原因,有无减轻因素,如体位、过去疼痛治疗史。③ 评估时间:入麻醉恢复室时;测量生命体征,每次持续评估时;各种疼痛治疗干预前与后,评价治疗效果和转归时;患者出科时。④ 评估监测各种治疗方法的不良反应。

评估工具:① 数字分级法:适用于成年人,术后清醒患者,自我报告。用阿拉伯数字将疼痛强度分级:0 为无痛,1~3 分示轻度疼痛,4~6 分为中度,7~10 分为重度疼痛,10 分为最剧烈疼痛。治疗 4 分以上的疼痛,此方法在国际上较为通用,较可靠。② 视觉模拟评分法(VAS 划线法):适用于成年人,术后清醒患者。在纸上划一条线,横线一端为 0~无痛,另一端为 10~剧痛,中间部分表示不同程度的疼痛,让患者根据自我感觉在横线上划一记号,示疼痛程度。评估者根据患者画线的位置评估疼痛程度,方便易行,便于打分和操作。③ 表情评估法(Wong - Baker 脸谱法):解释每一张脸谱所代表的感受疼痛的程度,要求患者选择能够代表其疼痛程度的表情。适用于 3 岁及以上人群(图 4 - 23)。

图 4 - 23　表情评估法

以上三种适用具有自我报告能力的患者。④ 因手术因素致言语交流受损,但仍能自我报告者,如气管插管、气切、喉全切、特殊疾病,需要护士花费时间并具有创造性,如领会患者的姿势、书写、眨眼或手指示范等方式完成。⑤ 无法自我报告疼痛的患者,如术前痴呆、术后持续需镇静患者,可使用行为疼痛评估量表(见表 4 - 2),包括 5 个子项目,单项 0~2 分,总分 0~10 分。

表 4 - 2　疼痛评估量表

项目 ＼ 分值	0	1	2
脸部肌肉 & 表情	脸部肌肉放松	脸部肌肉紧张,皱眉,脸部肌肉扭曲	经常或一直皱眉,紧咬牙床
休息	安静,表情安详,肢体活动正常	偶然有些休息不好,并改变体位	经常休息不好,频繁改变体位,如改变四肢和头部体位
肌紧张	肌张力正常,肌肉放松	肌张力增加,手指或脚指屈曲	肌肉僵硬
发声	无异常发声	偶然发出呻吟声、哼声、哭泣或啜泣声	频繁或持续地发出呻吟声、哼声、哭泣或啜泣声
安抚	满足的,放松的	通过谈话、分散注意力可得到安抚	很难通过抚摸、谈话得到安抚

（5）治疗与护理。

1）综合治疗。非药物治疗＋药物治疗＋神经阻滞疗法,在恢复室内以药物治疗和神经阻滞为主。

2）遵循 WHO 治疗急性疼痛的镇痛阶梯疗法原则。

3）术后开始剧烈的疼痛用强效镇痛药物、局部阻滞等。

4）手术后疼痛剧烈且术后常需禁食,PACU 期间只能通过胃肠外途径给药。

5）随时间推移术后疼痛逐渐减轻,第二阶段可能不再需用强阿片类药,用外周作用药物或弱阿片类药即可镇痛并可改用口服药（如回病房）。

6）最后,疼痛用阿斯匹林等非阿片类药物即可控制。

7）PACU 常用的药物有：麻醉性镇痛药——鸦片类（芬太尼、吗啡、哌替啶为主）、区域麻醉局麻药和非类固醇消炎镇痛药（NSAIDs）。

8）PACU 常用给药途径：① 静脉注射：只有在抢救设备、人员具备情况下实施；② 肌肉注射：药物吸收不可靠,难以形成稳定的血药浓度；起效比静脉慢,维持时间长,护士需加强后续观察；多次用后可呼吸停止,呼吸形式异常,氧饱和度下降,比其他方法严重；易蓄积,且注射部位疼痛。③ PCA 泵（patient controlled analgesia）：又称患者自控镇痛泵,有静脉镇痛和硬膜外自控给药两种,弥补个体间的药代和药效学差异,容易维持个体化的最低有效镇痛浓度,基本解决了个体差异,便于患者在不同时刻不同强度下获得最佳镇痛效果,降低了术后疼痛并发症的发生率,镇痛质量优于肌肉注射,用量有时也可减少,避免了肌肉注射的起效慢及注射疼痛,有利于患者配合治疗,患者满意率高。

记录：① 疼痛评估,包括疼痛类型、部位、程度、疼痛的影响等；② 采取的药物和非药物治疗措施及患者对治疗措施的反应；③ 疼痛治疗的相关并发症及处理；④ 疼痛教育以及患者的反应。

6. 低体温。 随着越来越多的复杂手术在临床开展,围手术期"低体温"的发生率也越来越高。临床上一般将中心体温在 34～36 ℃ 称为低体温。有文献报道,50％～70％的手术患者出现低体温,低体温是麻醉和外科围手术期常见的并发症。

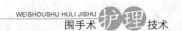

低体温可影响凝血功能、药物代谢、肝脏功能和心肌收缩力,增加术后并发症的发生率,对手术患者的危害较大。现对围手术期低体温发生的原因、低体温对机体的危害及预防低体温发生的各种方法和护理措施综述如下,旨在有效预防和减少围手术期低体温的发生,降低术后并发症,提高围手术期的护理质量。

(1)围手术期低体温的影响因素。

1)麻醉对体温的影响。外科手术患者热量丢失最多的时间是在手术室的第一个小时内,核心温度在全麻后的第一个小时下降1~1.5℃。有研究表明,50%~70%的患者在全身麻醉状态下中心温度可下降1~3℃。据报道,地氟醚、芬太尼、丙泊酚可增加热反应阈值,其程度与剂量呈线性关系,体温调节中枢反应阈值范围增大20倍,还可产生出汗增加、血管收缩反应下降、发抖反应减弱等症状。全麻、区域麻醉致外周血管扩张后患者身体热量重新分配,即体内热量从中心转移到外周,使机体核心温度显著降低。

2)室内风流的影响。层流手术室的常规温度和室内空气快速对流,会增强患者机体的散热,更容易导致患者体温下降。层流通气设备使对流散热升高到61%,蒸发散热为91%。

3)室温的影响。由于医生和患者对室温要求的差异,当室温小于21℃时患者散热增多。室温调节不当或不及时会使手术室内温度相对较低,而影响患者体温。

4)患者手术视野的身体暴露。麻醉下的患者,手术视野长时间暴露,通过传导、辐射、对流、蒸发形式使身体热量散发,体温下降,据统计下降可达0.6~1.7℃。另外,术中经常用冷的湿纱布包裹肠管及擦拭组织也可致传导散热。

5)输血、输液及大量胸腹腔冲洗液应用的影响。大量快速输注冷晶体或库血可使体温下降。室温下输入1单位4℃冷冻库血或1L冷晶体液可使体温下降0.25℃。有报道称,500ml库存血在5~10分钟内输入人体会使体温降低0.5~1℃。而成人静脉输入1000ml与环境温度相同的液体,中心体温可下降约0.3℃。此外,大量冷盐水冲洗胸腹腔,也可使机体丢失大量热量。

6)年龄对体温的影响。1岁以内婴儿常温下手术1小时体温下降0.5℃,2小时体温下降3~4℃。老年人基础代谢率低,体温调节功能差,体温下降的发生率也较高。

7)手术视野消毒的影响。手术视野使用的碘伏、乙醇溶液等消毒液属挥发性消毒液,大范围使用会带走机体大量热量,使患者散热增加,造成体温下降。

8)手术时间长短对体温的影响。手术时间超过4小时,每下降1℃代谢率降低6%~9%。因产热少、散热增加,使体温下降幅度增大,体温下降与手术时间延长呈负相关。

(2)术中低体温对机体的影响。

1)麻醉药物代谢减慢。低温时肝脏功能下降,药物代谢受抑制,主要使吸入麻醉药最低肺泡有效浓度直线下降,体内肌松药和镇痛药的代谢消除减慢。在麻醉管理过程中,低温存在时,若不考虑药量的减少及术中没有很好的进行体温和肌松监测,极易造成药物过量,麻醉时间延长,术后患者苏醒延迟。

2)寒战发生,增加氧耗。各种因素导致手术期间低温发生,但因术中在麻醉药、肌松药等的作用下,患者不太会产生寒战。麻醉手术结束后,随着肌松药和麻醉药对骨骼肌的作用减退,机体通过骨骼机收缩产热—寒战来恢复正常体温。机体寒战时耗氧比安静情况下增加48.6%,心肺功能超负荷运转,机体对氧的需求增加,体内的贮备氧极易被耗竭,若有合并呼吸道梗阻或术前有心肺疾患、神经肌肉疾患，在术后管理过程中极易发生缺氧。其次，寒战增加患者不适感，并引起伤口疼痛，从而需增加止痛剂用量。

3）凝血障碍。围手术期体温降低显著可增加失血量和对输血的需求。围手术期低温可使血小板减少，功能减弱，凝血物质的活性降低，从而抑制凝血功能，使术中渗血增多，术后引流增加。

4）对循环系统的影响。低温可抑制心肌收缩力，使心排出量下降。导致血浆儿茶酚胺升高，血管收缩，外周阻力增加和血液黏稠度升高，增加心脏做功，可导致心肌缺血和心律失常。如果体温低于 30℃可出现室早、室速甚至室颤。

5）术后切口感染。有研究表明，轻度体温降低可直接损害骨髓免疫功能，尤其是抑制中性粒细胞的氧化释放作用，减少多核白细胞向感染部位的移动，减少皮肤血流量，抑制组织对氧的摄取，增加伤口感染率。有报道称，择期大肠切除手术患者在手术期间发生低体温，相对于未发生低体温的患者伤口感染率增加 3 倍，住院时间延长 20％左右。

（3）术前评估。

1）回顾患者病史及相关的信息。评估识别有无低温发生的促发因素存在，如糖尿病、周围血管性疾病循环不良、年老体瘦、恶液质、女性患者、术前有内分泌疾病、开放伤口、急诊大量出血者、妊娠等，个体化制订术中护理计划。

2）明确评估麻醉方式、手术方式、创伤大小、失血量、手术时间长短。

3）感知皮肤的温、湿度，术前是否有低体温，观察皮肤完整性。

4）保暖措施是否到位，如手术间室温调节、加盖温毯、备足温盐水的量。

（4）围手术期低体温的预防及护理措施。

1）加强对手术组成员的教育。围手术期低温的预防比治疗更重要，手术医生、麻醉医生、手术护士充分做好术前各项准备工作，流程衔接紧密，有效缩短手术时间，减少体腔暴露时间，减少热量丢失。

2）加强术中体温监测。小儿、老年人的术中体温监测尤为重要，因为他们体温调节功能较差，适应环境变化能力低，容易发生低体温。对手术患者常规监测温度，有条件的医院尽量监测中心体温（鼓膜、食管、鼻咽），做到早发现、早处理，防止低体温发生。

3）调节室温。手术室应配备良好的温度调节设备，使室温维持在 22～25℃，相对湿度在 40％～70％。特别是在冬季，应预先调节室内温度在适宜范围，给患者适当遮盖保暖后再降室温，以让患者感觉舒适，有利于手术操作，在手术结束前再将室温及时调高。外科手术患者热量丢失最多的时间是在手术室的第一个小时内，所以每天早晨由值班护士将空调打开，调节室温。

4）减少麻醉药物用量，缩短麻醉时间。麻醉药过量使体温下降较明显，术中管理应合理计算药量，个体化、科学监测各项指标，以指导用药。

5）输血、输液加温。输血、输液加温可显著降低术中和术后低体温和寒战的发生率。

6）注意保暖。由于 90％的代谢热量是通过皮肤表面散失的，故皮肤表面覆盖床单等保暖物品能有效减少热量丢失。冬季可适当增加盖被厚度，放置温箱暖被，保温袋、保温毯的温度可调至 36～40℃。尤其是术中非术野区的保暖覆盖，如头面部、躯干、上胸部等，可减少对流引起的热量丢失。保暖覆盖以不影响术区消毒铺巾和观察患者为宜。若有低温存在，

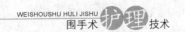

缓慢升温,轻度低温以每小时 3℃升温,避免低温肢体末梢快速升温,引起末梢血管扩张,进而使含有乳酸的血液回流入心脏,引起心律失常。

7)体腔冲洗液的加温。体腔冲洗液可带走大量热量,冲洗体腔的液体应加热,以 37～40℃为宜。如腹腔冲洗液量大、范围广,带走人体大量热量,很快引起血管收缩、寒战,导致机体深部体温降低,可使患者体温下降 0.5～1℃,可将冲洗液置于变温箱内加温至 37℃后使用。

8)温盐水纱布覆盖。器械护士应积极配合手术医生,在不影响手术野的情况下,用温盐水纱布覆盖暴露的内脏和擦拭器械。温盐水以手背试温不感觉冷为度,不仅可直接保温而且减少了由于体液蒸发而丢失的热量。

9)呼吸器加温。用干燥、寒冷的空气进行通气时,经呼吸道可带走 10% 左右的代谢热量。因此,热化气体,利用呼吸蒸发器加热吸入氧气,避免呼吸道散热,可减少深部温度继续下降。在全麻患者中应用人工鼻,能保持呼吸道内恒定温度和湿度。因为人工鼻具有适度湿化、有效加温和滤过功能。

10)患者入麻醉恢复室/ICU 后继续监测体温。若低温存在,积极采取保暖、加温措施,如保持床单位干燥整洁,加盖棉被或温毯,采用取暖灯、暖风机加温。减少体能消耗,及时处理烦躁患者和寒战患者。国内报道用哌替啶、氟哌利多合剂治疗因低温寒冷引起的寒战效果良好。积极复温,排除因低温引起的潜在并发症,如苏醒延迟、酸中毒、缺氧、手术创面渗血等,缩短复苏时间。

ZHI SHI TUO ZHAN

知识拓展

一、手术室获得性压疮的预防

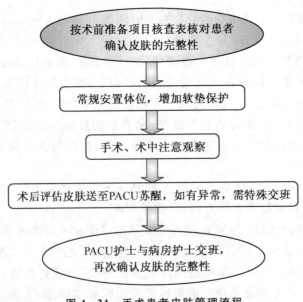

图 4-24　手术患者皮肤管理流程

（一）手术室获得性压疮的定义和临床特点

1. 定义。 压疮是机体局部组织长期受压,血液循环障碍,造成组织缺血、缺氧、营养不良而致溃烂和坏死。手术室获得性压疮（OR acquired pressure ulcer）是一种特殊类型的压疮,指的是起源于手术过程,在术后几小时至 6 天内发生的压疮,其中以术后 1～3 天最多见,有其独特的高危因素、病理发展过程和临床表现。

2. 临床特点。 非手术患者的压疮一般先有皮肤发红或水泡,之后才有深部组织损伤。典型的手术室获得性压疮先有肌肉和皮下组织的损伤,随后累及真皮和表皮层。组织的 2～3 小时的持续受压可以导致真皮层压疮的发生。

（二）手术室获得性压疮的原因和危险因素

1. 原因。 患者处于麻醉状态,长时间制动,不能感知疼痛或其他不适;由于消毒铺巾护士不能及时了解患者的皮肤状况等。

2. 危险因素。 手术室获得性压疮的危险因素可分为内源性、外源性和手术室特异性。① 内源性因素：患者年龄、伴发病、营养状况与体型;② 外源性危险因素：压力、摩擦力和剪切力;③ 手术室特异性危险因素：手术类型及持续时间、手术体位、固定器、牵引器、手术床垫及其填塞物、术中加温与皮肤潮湿、术中用药与血液动力学改变。

（三）手术前的评估

1. 运用"BRADEN SCALE"评分标准进行正确评分。 "BRADEN SCALE"评分标准是评估压疮危险因素的有效工具。此测量表包含 6 个独立记分的部分,此 6 部分为引起压疮的危险因素。总分的高低提示患者发生压疮的容易度,分数越低提示危险性越高,分数＜12提示患者有 90%～100% 的可能会发生压疮。使用"BRADEN SCALE" 评分标准对患者正确测评和记录易发生皮肤破损的高危患者（表 4 - 3）。

表 4 - 3　**BRADEN SCALE 评分标准**

感知	潮湿	活动方式	活动能力	营养	摩擦/剪切力
1. 完全丧失 2. 极度受限 3. 轻度受限 4. 没有改变	1. 始终潮湿 2. 经常潮湿 3. 偶尔潮湿 4. 很少潮湿	1. 卧床 2. 轮椅 3. 偶尔行走 4. 经常行走	1. 完全受限 2. 重度受限 3. 轻度受限 4. 不受限	1. 重度缺乏 2. 可能不足 3. 营养充足 4. 营养极佳	1. 已成为问题 2. 可能存在问题 3. 不构成问题

15～16 为低危、13～14 为中危、≤12 为高危
当总分小于 16 分时,需在护理计划上记录;小于 12 分时,90% 以上可能发生压疮

2. 高危因素的评估。 术前应评估手术患者有无下列高危因素：手术时间是否超过 2 小时;术前等待时间是否超过 2 小时;是否有压疮或压疮史;是否有血管性疾病或糖尿病;年龄是否超过 55 岁;有无脊髓损伤。

3. 皮肤检查。 接手术患者时,皮肤检查要仔细,交班要明确皮肤的完整性并注意有无压疮的产生,并做好记录。

（四）手术室获得性压疮的预防

手术室获得性压疮的预防目标：手术室护士在术前运用"BRADEN SCALE"评分标准并结合患者年龄、疾病因素,手术、麻醉因素等评估患者手术中发生皮肤破损的高危因素。

在手术中采用正确的预防措施,以降低手术室获得性压疮的发生率,减轻患者的痛苦,提高护理质量。

手术中的预防措施:

1. 对已有压疮的患者使用相应的褥疮贴。

2. 术中根据不同的卧位采取不同的措施,特殊体位的患者应加强受压部位的保护。

(1) 平卧位。根据手术时间的长短、年龄、营养状况,在患者的脊椎、尾骶部两侧适当采用1～2块棉垫,将小软垫垫于小腿中部,使足跟悬空,防止受压。

(2) 俯卧位。可将1～2块小棉垫放在双侧胸锁凹陷中,使锁骨头及胸骨隆起部分减压,再将1～2块棉垫放在腹部,使两侧髂骨减压。另外可将1～2块棉垫垫于大腿与小腿的中部,避免膝关节和足尖受压。

(3) 侧卧位。首先,在不影响手术操作的情况下,尽量使其避免正侧90°,以减轻健侧髂骨受压点的压力。其次,在患侧约束带受力点、两膝之间也应放置棉垫。最后,侧卧时两侧上肢的搁手架上也都应放置棉垫后再用包布包好肢体。

(4) 截石位。评估内容与平卧位基本相同,所不同的是:① 可以在其尾骶部贴上3M薄膜;② 在两个足跟处必须放置较厚的棉垫;③ 当处于头低脚高的截石位时,在其两侧的肩胛部可以使用软垫。

3. 在手术中要加强对患者皮肤的观察,对手术时间长的患者,每2小时观察皮肤情况,特别是脚后跟的皮肤状况。

4. 巡回护士应及时提醒手术医生术中不要对患者产生外压,移动患者时不要将患者在床单上拖拉。

5. 保持床单位平整、干燥,冲洗腹腔时,应防止冲洗液外流,尽量保持皮肤的干燥。

(五) 术后评估与护理

手术结束时,巡回护士及时评估患者全身皮肤情况,并在记录单上记录。麻醉恢复室护士继续关注并继续采取适当减压措施。如有压疮发生,应与麻醉恢复室护士交班,继续减压,必要时使用褥疮贴。填写压疮报表(见附表3)上报。

附表3

手术室压疮报表

姓名		住院号	
性别		床号	
年龄		营养状况	
手术名称			
手术体位		手术时间	
术前有无采取措施		PACU 时间	

续　表

术后压疮描述及处理	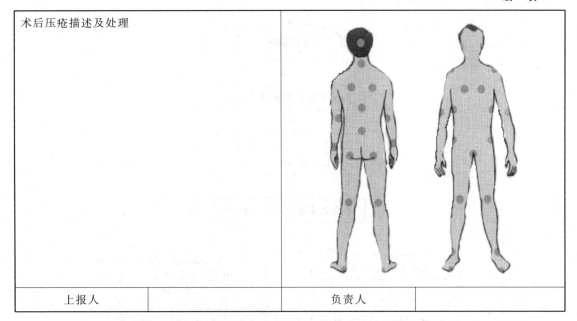
上报人	负责人

二、腔镜器械的清洗、灭菌和保养

随着生物医学、医学、社会学的发展,各外科腔镜手术发展迅速,腔镜器械被广泛应用于手术中,因而腔镜器械的清洗、灭菌与保养也越来越受到关注。为了能使腔镜器械更好地用于临床手术中,同时能延长腔镜器械的使用寿命,降低医院成本,工作人员必须正确掌握腔镜器械的清洗、灭菌与保养方法。

(一)腔镜器械的清洗

1. 腔镜器械的清洗方法应严格按厂家说明进行。

2. 手术台上应用灭菌蒸馏水擦尽血迹,不要使用生理盐水,以防器械腐锈。切忌在手术台上将器械拆开,以免丢失或遗留体内。

3. 内镜器械最初的去污和清洗必须将能卸的部分彻底拆开进行清洗。清洗前准备好清洗用物:器械清洗液,清洁工具(软毛刷、棉花卷棉子、带刷子的探条等),要将器械逐一放在一平面上拆开清洗。

4. 各类手术钳、剪类器械。关节脱卸,软刷子刷洗,管腔用带刷子的探条蘸清洗液刷洗。

5. 有内腔的导管、冲吸器。使用后用流动水手工彻底清洗,去除肉眼可见污物,再用多酶清洗液浸泡5~10分钟,用净化水或自来水冲净,带刷子探条蘸清洗液刷洗,高压水枪冲洗管腔,用高压气枪吹干管腔。

6. 穿刺器(trocar)。清洗穿刺器,应卸下橡皮帽,打开各关节,检查活瓣关闭状况,用螺丝刀将橡皮垫取下清洗各腔道,原位安装(用清洗液、卷棉子、软毛刷、毛巾等用具)。

7. 镜头。用流动水手工彻底清洗,去除肉眼可见污物,再用多酶清洗液浸泡5~10分钟,净化水或自来水冲净,高压气枪冲干镜身及管腔。

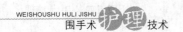

中心供应室腔镜器械清洗流程见图 4 - 25。

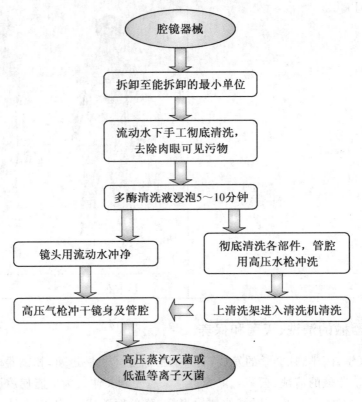

图 4 - 25　腔镜器械清洗流程

（二）腔镜器械的灭菌

1. 所有腔镜器械均应灭菌处理。 目前腹腔镜器械在制造上强调工艺及灭菌方法的选择，由于高压蒸汽灭菌法为最可靠的灭菌方法，所以部分厂家设计的镜头均可采用高压蒸汽灭菌。各生产厂家的器械应严格按各厂家说明进行消毒。

2. 各种用物灭菌的推荐方法。

（1）金属手术器械。预真空高压蒸汽灭菌法，接台快速暴露蒸汽灭菌法。

（2）腹腔镜镜头。H_2O_2 低温消毒锅消毒 40 分钟达到灭菌。

（3）电刀线。H_2O_2 低温消毒锅消毒 40 分钟达灭菌。

（4）气腹管。预真空高压蒸汽灭菌法，接台快速暴露蒸汽灭菌法。

（5）摄像头。2%戊二醛浸泡灭菌。

（6）光源纤维。用无菌塑料套包。

（三）腔镜器械的维护与保养

器械的检查包括清洁度、装卸性以及功能状态（包括钳端有无缺损、螺丝有无松动脱落、绝缘层有无脱落、吸引器头帽是否齐全等）三个方面。而此项检查却贯穿于使用前、手术中、使用后、清洗前、冲洗后、干燥后以及消毒打包前。

1. 器械要轻拿轻放，不互相碰撞，关节不能僵硬，尖端合拢良好，锐利器械套上保护套。

2. 套管针等内芯锋利，必须套上保护套，中置的橡皮垫及密封圈，如有漏气及时调换。

3. 镜头要轻拿轻放,谨防碰撞摔落;注意保护腔镜镜面,不可用粗糙的布巾擦拭,以免划伤镜面。

4. 保养步骤。按拆卸、清洗、干燥、上油、安装、登记进行。

5. 根据不同物品选择不同的灭菌方法。

三、器官移植手术

(一)器官移植术的基本概念

将身体的一部分(如细胞、组织或器官)通过手术或其他途径到同一个或另一个的特定部位,而使其继续生长的方法,叫做移植。被移植的部分称为移植物。献出移植物的个体称为供者或供体。接受移植器官的个体称为受者或宿主。目前,器官移植是多种终末期疾病治疗的最终方法。

(二)器官移植的发展与现状

早在公元前 300 年,中国古典文献《列子·汤问篇》就记载了扁鹊换心的故事。在没有体外循环技术的古代,这只是一个美丽的传说。直到 1902 年,法国医师 Carrel 发明了器官移植中最为重要的血管吻合技术,器官移植才进入动物实验阶段,包括心、肺、肝、肾、脾、卵巢、胰、部分胃肠道等,为日后的临床应用打下了基础,Carrel 因此获得了 1912 年的诺贝尔医学奖。

但由于只追求外科手术的改进,对同种或异种器官移植后的免疫掩护反应尚未认识,无法获得长期存活病例。1954 年 12 月,美国外科医师 Murray 成功施行了同卵双生兄弟间的肾移植(无排斥型),医学上首次获得了长期存活的病例。1959 年,Murray 和法国医师 Hamburger 各自在异卵双生同胞间施行了肾移植,术后采用全身 X 线照射作为免疫抑制,移植肾具有正常功能并长期存活。1962 年,Murray 施行了同种尸体肾移植,术中和术后改为硫嘌呤进行免疫抑制,终于使这 3 次不同类型的肾移植手术相继成功并长期存活。这标志着器官移植术开始真正步入临床应用阶段,Murray 也因此获得 1990 年的诺贝尔医学奖。

20 世纪 60 年代是器官移植的发展阶段,直到 1978 年新一代高效免疫抑制剂——环孢素 A 的问世,临床同种器官移植的成功率才获得大幅度提高。我国的器官移植工作起步于 1960 年,吴阶平教授率先开展了临床肾移植,随后,全国各地先后开展了肝、心、肺、胰腺等器官移植。20 世纪 90 年代是器官移植的成熟阶段,随着器官移植术式及相关辅助措施的不断完善,手术时间和术后恢复时间均明显缩短,治疗费用也相应降低。目前,器官移植已成为治疗人类终末器官衰竭的经典方法。

(三)器官移植的相关法律

1. **器官移植法。**2000 年美国国会重新批准了《国家器官移植法》来规定捐赠器官的分配问题,对器官移植的从业人员及单位做出了严格的规定,并规范了与器官移植相关的各种医疗行为,禁止器官买卖。为了保证我国器官移植事业的规范化发展,也应尽快建立此法。

2. **器官捐赠法。**规范活体、有心跳尸体和无心跳尸体器官捐赠的各个环节,从而杜绝器官买卖,使器官捐赠行为获得法律支持,并保护捐赠者的权益。

3. **脑死亡法。**脑死亡法的颁布从本质上是保持自愿捐献者的合法权益,对医务人员实施监督。在法律上对脑死亡判断标准和判定程序予以界定,体现人类对脑死亡本质认识上的进步。

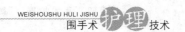
4. 器官移植伦理学指南。现代器官移植技术涉及同种异体甚至异种移植的问题,在伦理学上引起了极大的争议。《器官移植伦理学指南》就是为了规范器官移植技术,解决移植学发展与伦理间存在的冲突,使器官移植技术(特别是亲属间移植)在不违反伦理学"十大原则"的基础上,可以被更多的人接受。

四、手术室护士的专业化培训

随着外科学的发展(如器官移植、微创技术等),外科手术实现了巨大飞跃,手术难度越来越大,新仪器、新设备、新式样层出不穷,对手术室护理人员专科手术配合中的业务素质要求也越来越高。为了培养一支高素质、专业的手术室护理队伍,根据卫生部护士发展纲要和浙江省护士发展纲要要求培养专科护士,针对不同工龄阶段的手术室护理人员,采用分阶段培训、全科与专科相结合的方法,提供规范化、阶段性的专业化培训,加强和完善队伍梯队建设,为患者和家属提供优质的围手术期护理。

(一)手术室护士的岗位资格和要求

根据手术室护理工作岗位的要求,手术室护士应具有的岗位资格和要求为:必须持有中华人民共和国护士执业证书;有效的 BCLS(CPR)资格;完成手术室的岗前培训和在职教育项目;具有优质的服务技能;具有信息保密和安全意识;必须熟悉和遵循医院和科室的规章制度。

(二)手术室护士岗位职责的制定

针对不同工龄阶段的手术室护士,根据手术护理专业的特点将护士分为一至四级:一级护士为刚从护理院校毕业,工作未满一年的新护士;二级护士为工作第二、三年的护士,可在较少的监督下完成工作,仍需在高年资护士的指导下进行工作,必要时寻求帮助。三级护士为工作第四、五年的护士,在很少的监督下独立完成工作的人员。四级护士为工作六年及以上能独立完成工作的护士。根据护士岗位胜任能力所必须具备的八大核心能力:评估和干预能力、沟通能力、评判性思维能力、人际交往能力、管理能力、领导能力、教学能力和专科能力,分别制定了每级护士的岗位职责,内容包括:职责概述、岗位要求以及工作绩效评价标准。工作绩效评价标准包含专业技能(患者护理、护理操作、咨询教育、评判性思维、工作安排)、专业素质(工作态度、仪表语言、团结协作)、专业发展。评定标准为:高于基本标准、达到基本标准、需要提高、明显低于标准。岗位职责是护士任务分配、岗前培训和工作职责完成情况评价的依据。

(三)手术室护士分阶段培训

在制定各级护士的岗位职责的基础上,将岗位职责和教育培训体系结合起来,把教育培训体系也分为相应的四个阶段,分别制定相应各阶段护士的培训方案,列出每个阶段的护士必须完成的培训项目清单,按项目清单的要求组织培训和考核。同时,结合全科和专科的轮转完成手术室专业化的培训。

1. 第一阶段(工作第一年的护士)。第一阶段主要的目标是培养护士具有良好的工作态度,初步掌握工作基本技能,能尽快胜任工作。加强三基训练,巩固专业知识,为成为一名优秀的护士打下基础。

按照培训项目清单上的要求,完成护理部统一安排的针对新护士的教学培训并通过相关的理论和技能考核。结合培训项目清单,将手术室的专业培训分 4 阶段进行,分期达到各阶段的培训目标。① 第一阶段：入科第一个月，完成三级岗前培训。一级培训是医院的公共岗前培训，培训内容包括医院文化、管理理念、规章制度及环境介绍等，使护士了解整个医院的状况。二级培训是护理部的岗前培训，培训内容主要是护理的宗旨、护理制度/规程、一级护士岗位职责等，使护士了解她在医院工作的使命和要求。三级培训是科室的岗前培训，主要内容是部门制度、工作流程、手术安全管理、感染的预防和控制、手术室专业的基础知识和技能。新护士必须完成岗前培训相关理论知识和操作的培训，并通过考核。② 第二阶段：入科 3 个月内，轮科培训与独立工作相结合，在高年资护士指导下完成工作任务。完成新护士岗前培训知识技能考核表、新护士内镜手术评估表 & 岗前培训考核表上工作，结合洗手护士、巡回护士评估标准进行阶段性评估。③ 第三阶段：入科 6 个月内，在高年资护士指导下，完成每日常规工作量，较熟练运用表中具体内容。④ 第四阶段：入科 1 年内，在高年资护士指导下，参与急症、副班工作，培养应急能力。基本上能独立工作，完成护士业务技能评估考核项目清单上所列工作，护士长、带教一起做一年综合性评估。

手术室专科的轮转培训，按照计划 1 年内参加普外科、肿瘤外科、肛肠外科、妇产科、骨科、泌尿外科、头颈外科、整形外科、普胸、脑外等 10 个科轮科培训（ENT、眼科、心脏体外手术暂不轮）。新护士必须掌握或熟悉以上 10 个科常见手术类型、解剖、常用切口、体位、手术方法、用物准备、医生的特殊需求，熟悉各专科用物放置位置、特性、适用范围等。由总带教、各专科组长组织各专科小讲课以及完成各专科理论及操作考核。

第一阶段培训完成后，必须每年通过继续教育培训获得 25 学分，作为每年年晋和晋升的必要条件。根据各阶段项目清单的要求，参加护理部、科室组织的必修课程（如 CPR、MOCK CODE）、选修课程和业务学习，通过考核后给予一定学分，由护理部统一登记。

2. 第二阶段（工作第二、三年的护士）。第二阶段的护士要求在高年资护士的指导下，能独立完成工作任务，能胜任急症、夜值班工作，在工作中应非常明确各个班头工作职责，熟悉护理常规、制度及操作规程，并能够贯彻执行。按照第二阶段培训项目清单上的要求，完成成人全科护理课程，完成综合能力考核以及各理论、操作考核。

第二、三年的护士继续计划性轮科培训，以临床手术实践为主，自学为辅，熟练各科常见手术的配合。每季度完成各科手术配合的轮训（心脏、眼科、ENT 手术除外），完成各科轮转评估表上所列工作。

3. 第三阶段（工作第四、五年的护士）。第三阶段的护士要求比较熟练地配合各科常见手术，并有较强的独立解决问题能力；在科室内承担一定量的教学工作，对实习护士、进修护士、新护士等能起临床指导作用，并具有参与和组织患者抢救的能力。按照培训项目清单上的要求，完成临床带教能力培训，进行手术案例分析，写一份对护理工作的理解和反思，完成综合能力考核以及各理论、操作考核。

对第四、五年护士应巩固各科的手术配合，尤其是急、危、重及新开展手术的配合（心脏、眼科、ENT 手术除外）。第五年护士根据轮科完成情况增轮培训心脏外科等高难专科手术的配合，需要时轮转 ENT、眼科等手术。

4. 第四阶段（工作第六年及以上的护士）。第四阶段的护士相对固定专科，加强专科手术配合的培训；培养其逐渐能胜任专科组长或组员，促进专科队伍建设，不断完善专科手术配合，提供优质、专业的手术室护理；培养护士具有管理能力，积极参与专科仪器设施管理和

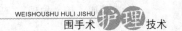
科室的管理,起到带头作用;培养护士具有教学能力,对新护士、护生、进修生、全科护士培训提供专业指导,作为低年资护士的业务咨询者和指导者;培养护士具有写作能力,有手术室护理专业领域的文章发表或交流;培养护士的科研意识。按照培训项目清单上的要求,写一篇综述、护理论文、讲课、教学查房、学术报告,每年选一项,完成综合能力考核以及各理论、操作考核。

(四)护士教育档案的建立

科室要为每位护士建立教育档案,由教育护士负责做好教育和培训的书面记录。教育档案必须包含的内容为:护士个人信息、学历和资格证明、岗前培训完成的记录、完成的所有培训和考核记录、每年度学分完成记录、各项技能培训证书及学分证书等。个人教育档案必须能体现护士所接受的培训及教育,应能体现护士所熟悉和掌握的专科知识和技能,个人教育档案应标准化,并持续更新。

五、围手术期护士专业能力

专业知识技能权限(Competency Statement):指注册护士在手术室工作所必需掌握的专业技能,包括知识技能、操作技能和工作能力三方面。

专业知识技能权限

专业知识技能权限 Competency Statement	测量指标 Measurable Criteria	举例 Examples
评估 Assessment Ⅰ. 评估患者生理健康状况的技能	1. 明确手术名称	1.1 患者或家属签字单 1.2 麻醉签字单
	2. 记录皮肤状态	2.1 红疹 2.2 挫伤 2.3 裂伤 2.4 原手术切口 2.5 浮肿
	3. 确定身体各部位的活动度	3.1 患者陈述 3.2 活动范围
	4. 明确诊断性检查的异常	4.1 实验室检查 4.2 放射影像 4.3 其他诊断性影像
	5. 检查生命体征	5.1 血压 5.2 体温 5.3 脉搏 5.4 呼吸
	6. 记录身体异常损伤和手术史	6.1 失去四肢/身体某部件 6.2 先天性身体异常
	7. 确认假体/植入物	7.1 起搏器 7.2 哈氏棒 7.3 人工关节 7.4 晶体

专业技能权限陈述 Competency Statement	测量指标 Measurable Criteria	举例 Examples
Ⅰ.评估患者生理健康状况的技能	8. 记录感觉性损伤	8.1 听力缺陷 8.2 视力缺陷 8.3 触觉缺陷 8.4 语言缺陷
	9. 评估心血管状况	9.1 脉搏异常 9.2 心律失常 9.3 皮肤水肿 9.4 心电图 9.5 血液动力学参数
	10. 评估呼吸状况	10.1 皮肤颜色 10.2 呼吸音 10.3 血氧饱和度 10.4 动脉血气分析
	11. 评估肾脏功能状况	11.1 出入量 11.2 尿液分析 11.3 肾功能检查
	12. 记录营养状况	12.1 禁食状态 12.2 体重 12.3 皮肤浮肿
	13. 确认过敏状况	13.1 药物 13.2 食物 13.3 化学物品
	14. 检查物品滥用史	14.1 皮肤改变 14.2 患者陈述
	15. 交代与出院计划相关的生活性资料	15.1 患者/家属服务项目 15.2 家庭护理服务项目 15.3 社区护理服务项目
	16. 交班记录重视健康状况	16.1 口头交班 16.2 病情记录
Ⅱ.评估患者/家属心理健康状况的专业技能	1. 描述对手术的理解	1.1 患者陈述 1.2 行为反馈
	2. 弄清对护理的期望	2.1 可实现的目标
	3. 确认适应能力	3.1 患者的陈述 3.2 接受/否认,拒绝
	4. 弄清认知程度	4.1 易掌握 4.2 缺少相关信息
	5. 判断理解能力	5.1 语言障碍 5.2 理解程度
	6. 确认宗教信仰人生哲理	6.1 输血 6.2 生病时的祈祷方式 6.3 信条,信经 6.4 身体部件的处理方式

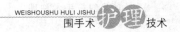
续　表

专业技能权限陈述 Competency Statement	测量指标 Measurable Criteria	举例 Examples
Ⅱ．评估患者/家属心理健康状况的专业技能	7. 确认文化活动	7. 1 家庭成员持续性出现 7. 2 文化/伦理需求
	8. 交流与护士计划相关的心理资源	8. 1 支持组织 8. 2 安抚服务 8. 3 社会服务
	9. 交流/记录心理状况	9. 1 口头报告 9. 2 病情记录
Nursing Diagnosis **护理诊断**		
Ⅲ．根据健康状况资料作出护理诊断的专业技能	1. 阐述评估资料	1.1 选择相关资料 1.2 列出资料的先后次序
	2. 确认与手术相关性的患者问题/护理诊断	2.1 存在的患者问题 2.2 潜在的患者问题
	3. 用现有的学科知识支持所列护理诊断	3.1 理论基础 3.2 诊断原理
	4. 为健康护理成员交流/记录护理诊断	4.1 口头报告（交班） 4.2 病情记录
Outcome Identification **目标确认**		
Ⅳ．根据护理诊断建立护理目标的技能	1. 开展目标陈述	1.1 患者术后 72 小时未能发生感染
	2. 发现存在的潜在的生活能力和行为方式相符的 *	1.2 保持皮肤完整性 2.1 真实性 2.2 可行性（可完成性） 2.3 可测量性
	3. 确定目标；测量指标	3.1 症状和体征 3.2 实验性资料
	4. 根据患者需求列出目标先后次序	4.1 经双方同意 4.2 马斯洛需要层次
	5. 与相关人员交流/记录目标完成情况	5.1 口头交班 5.2 病情记录
Ⅴ．制定护理计划的专业技能，并通过护理活动来达到护理目标	1. 明确为达预期目标所需的护理活动	1.1 体位安置 1.2 患者教育
	2. 确定护理活动的先后次序	2.1 立即 2.2 长时期
	3. 合理化组织护理活动	3.1 铺巾前安放电刀极板 3.2 置管前常规吸引
	4. 手术安排和设备协调使用	4.1 器械供应 4.2 排班矛盾
	5. 与小组成员和其他相关部门协调病人护理需求	5.1 患者转运 5.2 设备需求

专业技能权限陈述 Competency Statement	测量指标 Measurable Criteria	举例 Examples
Ⅴ. 制定护理计划的专业技能,并通过护理活动来达到护理目标	6. 环境控制	6.1 室温/温度
		6.2 敏感性刺激物
		6.3 流程(人和物)
	7. 根据患者需求安排与相当资格人员间的活动	7.1 人员分类
		7.2 技能演示
	8. 为潜在的应急状况做好准备	8.1 抢救车
		8.2 备好气切包
	9. 参与出院计划	9.1 患者/家属宣教
		9.2 提供资料
	10. 交流/记录患者护理计划	10.1 口头交班
		10.2 病情记录
Implementation 实施		
Ⅵ. 根据原定计划实施护理活动的专业技能	1. 确认身份核对	1.1 患者陈述
		1.2 患者身份带(手腕上)
	2. 根据需求选择人员或运送方式	2.1 有用的电话号码
		2.2 病情紧急
	3. 根据需要决定合适安全的方法	3.1 担架/床
		3.2 监护仪
		3.3 测量仪
	4. 转运中提供情感需求	4.1 舒适度
		4.2 触摸
		4.3 语言交流
	5. 交流/记录转运	5.1 口头交班
		5.2 病情记录
Ⅶ. 参与患者/家属教育的专业技能	1. 明确教育需求	1.1 手术常规
		1.2 咳嗽/深呼吸技术
		1.3 出院指导
	2. 评估准备学习情况	2.1 注意力
		2.2 焦虑程度
	3. 根据确认的需求提供指导	3.1 麻醉恢复常规
		3.2 咳嗽/深呼吸技术
		3.3 麻醉恢复期疼痛管理指导
	4. 确认教学效果	4.1 常规示范
		4.2 患者陈述
	5. 交流/记录患者/家属教育	5.1 口头报告(交班)
		5.2 病情记录
Ⅷ. 铺设和保持无菌区域的技能	1. 在不同情况下执行无菌操作原则	1.1 经腹造瘘皮肤消毒
		1.2 清洁或无菌区域
	2. 当违反无菌技术时立即予以纠正	2.1 换手术衣和手套
		2.2 手术无菌道德(问心无愧)

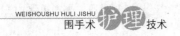
续 表

专业技能权限陈述 Competency Statement	测量指标 Measurable Criteria	举例 Examples
Ⅷ. 铺设和保持无菌区域的技能	3. 开启无菌包前检查无菌物品是否被污染	3.1 无菌包完整无损 3.2 无菌化学批示剂
	4. 开启无菌性包时监督是否污染	4.1 放入无菌台的过程中 4.2 开启或倒溶液过程中
	5. 着装要求	5.1 遮盖头发 5.2 着手术衣裤
	6. 交流/记录无菌区域的保持情况	6.1 口头报告 6.2 记录
Ⅸ. 为患者提供手术所需设备用物的技能	1. 熟知手术所需设备和用物	1.1 电刀 1.2 假体 1.3 体位用物
	2. 及时快速准备设施和用物	2.1 术前 2.2 术中
	3. 使用前确保设备功能状况良好	3.1 机械设备检查 3.2 压力性设备的检查 3.3 植入物
	4. 根据厂家说明操作机械电动、气动设备	4.1 止血仪 4.2 电刀 4.3 监视仪(内窥镜)
	5. 拿离不好的使用设备	5.1 光源 5.2 电钻 5.3 电刀
	6. 确保抢救设备和用物备用齐全	6.1 除颤仪/监护仪 6.2 急救用药/用物车
	7. 明智地决断所需用物的使用且保持节约状态	7.1 漏记账 7.2 过量浪费缝线
	8. 交流/记录设备用物的供给	8.1 口头报告 8.2 记录
Ⅹ. 清点敷料、锐器和器械清点的技能	1. 根据规章制度的操作规程清点用物	1.1 敷料/锐器/器械 1.2 医院规章制度的操作规程
	2. 清点有误时的正确措施	2.1 通知主刀 2.2 危险意外管理
	3. 交流/记录清点结果	3.1 口头报告 3.2 记录
Ⅺ. 管理药物的液体技能	1. 根据医院规章制度管理药物	1.1 核对患者 1.2 药物过敏史 1.3 剂量 1.4 给药合理 1.5 并发症状/禁忌证
	2. 交流/记录用药和液体使用情况	2.1 口头报告 2.2 记录

专业技能权限陈述 Competency Statement	测量指标 Measurable Criteria	举例 Examples
XII. 术中患者生理情况监测的技能	1. 帮助/监测身体体征	1.1 皮肤颜色 1.2 心电图 1.3 血氧饱和度
	2. 帮助/监测行为改变	2.1 休息,安静 2.2 意识程度
	3. 统计出入量	3.1 液体进量 3.2 出血量
	4. 根据厂家说明操作监视仪	4.1 自动血压监测仪 4.2 体温监测 4.3 氧饱和度监测
	5. 根据病情改变采取护理措施	5.1 通知医生 5.2 急救车准备
	6. 交流/记录生理反应	6.1 口头报告 6.2 记录
XIII. 监督和控制环境的专业技能	1. 根据标准备调节湿度和温度	1.1 患者的需要 1.2 工作人员的需要
	2. 遵守电器安全使用制度和规程	2.1 危险的发现 2.2 连线性能完好的监测
	3. 监督敏感的环境影响因素	3.1 噪音程度 3.2 有害气体
	4. 保持通道的流动方式	4.1 医院规章制度和操作程序 4.2 通道
	5. 遵守环境卫生制度和操作规程	5.1 限制和控制 5.2 垃圾的丢弃 5.3 院感防护措施
	6. 交流/记录环境控制	6.1 口头报告(交班) 6.2 病情记录
XIV. 尊重患者权利的专业技能	1. 具有患者的各种权利意识	1.1 费用知情权 1.2 急救权利 1.3 患者自主权
	2. 通过保密宣言为患者保守隐私	2.1 交流 2.2 记录
	3. 身体部位的保护	3.1 检查 3.2 体位
	4. 确认伦理道德和精神信仰	4.1 精神抚慰(牧师) 4.2 情感交流
	5. 交流/记录患者权利的条文	5.1 口头报告(交班) 5.2 病情记录

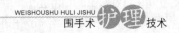

续　表

专业技能权限陈述 Competency Statement	测量指标 Measurable Criteria	举例 Examples
XV．展示工作职责完成护理活动	1．决策前（做出决定前）的安全判断	1.1 通过评估 1.2 过去的经历
	2．监床护理中展示自己的应变能力和适应能力	2.1 情况改变（工作改变） 2.2 专业改变
	3．对建设性批评的积极反应	3.1 自我评估 3.2 同事间评估
	4．展示与患者，小组成员及相关人员的协调能力	4.1 小组协商 4.2 家属介入 4.3 消费意识
	5．在伦理和法律范畴内工作	5.1 护士工作行为 5.2 法律状况 5.3 急救
	6．寻找继续教育的机会	6.1 继续教育 6.2 业务学习
	7．交流/记录护理活动	7.1 口头交班（汇报） 7.2 记录
XVI．评价患者的目标的专业技能	1．明确发展目标，测量指标	1.1 症状和体征 1.2 实验室数据
	2．测量目标达到程度	2.1 护士观察所见 2.2 患者的行为反应
	3．交流/记录目标达到情况	3.1 口头 3.2 记录
XVII．测量护理效果；技能	1．建立质量测定指标	1.1 质量提高 1.2 同事间反馈
	2．评估患者术后情况	2.1 回访 2.2 回答 2.3 体格检查
	3．重新制定目标	3.1 改变症状/体征 3.2 改变实验数据
	4．修改护理计划	4.1 修改先后次序
	5．实施修改后的护理计划	5.1 改进护理活动
	6．重新评估目标	6.1 患者反应 6.2 目标指标
	7．交流/记录重新评估的程序	7.1 口头 7.2 记录

能力训练

一、选择题（A1 型题）

1. 手术护士经无菌准备后应保持的无菌区是　　　　　　　　　　　　（　　）
   - A. 双肩以上及胸部
   - B. 双手及臂、腰以上、前胸部
   - C. 双手及胸、腹部
   - D. 双手及腰以上胸背部
   - E. 双手及胸、腹部、腋下

2. 连台手术更衣法不正确的是　　　　　　　　　　　　　　　　　　（　　）
   - A. 洗净手套上的血渍
   - B. 先脱手术衣再脱手套
   - C. 皮肤不与手术衣外面接触
   - D. 感染手术不必常规刷洗手
   - E. 皮肤不与手套外面接触

3. 穿无菌手术衣以下哪项不正确　　　　　　　　　　　　　　　　　（　　）
   - A. 取无菌手术衣看清衣领及正反面
   - B. 穿毕两手拱手在胸前
   - C. 双手伸入袖内，两臂高举并向两侧外展
   - D. 两臂在胸前交叉，提起左右腰带递给巡回护士
   - E. 两手提起衣领，手术衣正面向前不可接触有菌物

4. 手臂的清洁消毒应以手尖至　　　　　　　　　　　　　　　　　　（　　）
   - A. 上臂中下 1/3 交界处
   - B. 上臂中上 1/3 交界处
   - C. 上臂 1/2 交界处
   - D. 前臂中上 1/3 交界处
   - E. 肘关节

5. 手术人员手臂刷洗消毒后，手臂应保持的姿势是　　　　　　　　　（　　）
   - A. 手臂向上高举
   - B. 手臂自然下垂
   - C. 胸前拱手姿势
   - D. 手臂向前伸
   - E. 双手放置背后

6. 肥皂刷手与药液浸泡不正确的是　　　　　　　　　　　　　　　　（　　）
   - A. 刷洗从指尖到上臂中下 1/3 交界处
   - B. 反复刷洗 3 遍共约 15 分钟
   - C. 浸泡前用无菌毛巾自肘向手擦干手臂
   - D. 0.1％苯扎溴铵溶液内浸泡 5 分钟
   - E. 洗手全过程注意保持胸前拱手姿势

7. 肾手术的体位是　　　　　　　　　　　　　　　　　　　　　　　（　　）
   - A. 侧卧位
   - B. 平卧位
   - C. 抬高腰桥侧卧位
   - D. 折刀位
   - E. 俯卧位

8. 胸部手术应采取　　　　　　　　　　　　　　　　　　　　　　　（　　）

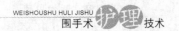
A. 侧卧位　　　　　B. 平卧位　　　　　C. 俯卧位　　　　　D. 垂头仰卧位

E. 仰卧位

10. 李女士,右侧乳房出现无痛性包块,质地硬,直径 3cm,同侧腋窝 2 个淋巴结肿大,诊断为乳腺癌。该病人的手术体位是　　　　　　　　　　　　　　（　　　）

A. 侧卧位　　　　　B. 仰卧位　　　　　C. 俯卧位　　　　　D. 半侧卧位

E. 半坐卧位

11. 脊柱手术时,病人体位应是　　　　　　　　　　　　　　　　　　　　　　（　　　）

A. 侧卧位　　　　　B. 仰卧位　　　　　C. 俯卧位　　　　　D. 半侧卧位

E. 半坐卧位

12. 颈部手术应取哪种卧位　　　　　　　　　　　　　　　　　　　　　　　　（　　　）

A. 侧卧位　　　　　B. 颈仰卧位　　　　C. 俯卧位　　　　　D. 半侧卧位

E. 半坐卧位

项目五　手术后护理

学习目标

1. 能正确评估手术后患者存在的护理问题。
2. 能进行手术后的常规护理工作。
3. 能识别并正确处理手术后病人的不适。
4. 能观察并护理手术后常见的并发症。
5. 能与手术患者进行有效的沟通。

任务一　手术后一般护理

案例引入

　　李某,女性,58岁。反复右上腹疼痛3年,再发1月,拟"慢性胆囊炎、胆囊结石、胆总管结石"于2008年2月18日收住入院。经充分术前准备后于2月25日在全麻下行胆囊切除＋胆总管切开取石＋T管引流＋腹腔引流术。术后诊断：慢性胆囊炎、胆囊结石、胆总管结石。手术经过顺利,术后麻醉清醒,测得 T：36.5℃,P：96次/分,R：18次/分,BP：124/70mmHg;带回胃管、腹腔引流管、T管和导尿管各一根;腹软,切口敷料干燥,切口疼痛能忍,标明各引流管的名称。术后予补液、止血、抗炎、监测及控制血糖治疗。

工作过程

一、护理评估

(一)身体评估

1. 意识观察。患者麻醉已清醒,神志清楚,精神较软弱。

2. 生命体征。T：36.5℃,P：96次/分,R：18次/分,BP：124/70mmHg。

3. 伤口状况。观察腹壁伤口有无渗血、渗液、红肿、硬结、化脓及愈合情况。
该患者切口敷料干燥,无渗血渗液。

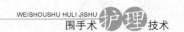
4. 引流管与引流物。了解引流管放置的部位、作用、是否通畅,评估引流液的量、色及性状。

该患者术中安置腹腔引流管、T管各一根;带回胃管、导尿管。右侧腹腔引流管引流出淡血性液 10ml,T管引流出黄色液 8ml。引流管引流通畅,引流管口无渗液。胃管引流出草绿色液 80ml,接胃肠减压器。导尿管引流淡黄色液 500ml。

5. 疼痛。评估术后疼痛的部位、性质、程度、止痛方式和效果。

(二)手术类型和麻醉方式

1. 麻醉方式。全身麻醉。

2. 手术类型。行胆囊切除+胆总管切开取石+T管引流+腹腔引流术。手术经过顺利,术中出血量约 100ml,术中补液 1250ml。

(三)心理社会状况评估

手术后是病人心理反应比较集中、强烈的阶段,随原发病的解除和安全渡过麻醉及手术,病人心理上会有一定程度的解脱感,但继之又会有新的心理变化,如担忧疾病的病理性质、病变程度等。手术已致正常生理结构和功能改变者,则担忧手术对今后生活、工作及社交带来的不利影响;此外,切口疼痛、不舒适的折磨或对并发症的担忧,可使病人再次出现焦虑,甚至将正常的术后反应视为手术不成功或并发症,加重对疾病预后不客观的猜疑,以致少数病人长期遗留心理障碍而不能恢复正常生活。

该患者关心手术是否成功,对手术后出现的不适感到紧张,对术后体力的恢复表示担忧。

(四)辅助检查

血、尿常规、生化检查、血气分析,必要时可行胸部 X 片、B 超等检查,了解脏器功能恢复状况。

二、护理诊断

1. 疼痛。与手术创伤、安置引流管有关。

2. 体液不足的危险。与术后禁食,以及引流液的丢失有关。

3. 体温过高。与手术后炎症反应有关。

4. 焦虑。与缺乏术后康复的有关知识、担心医疗费用有关。

5. 活动无耐力。与手术创伤、体力消耗有关。

6. 尿潴留。与麻醉剂残余作用未完全消失、切口疼痛、病人不习惯在床上解尿有关。

7. 潜在并发症。出血、感染。

三、护理措施

(一)一般护理

1. 准备工作。患者送往手术室后,病房护士应准备麻醉床及术后所需用品,如引流尿袋、吸氧装置等。创造安静、舒适的病区环境,保证病人有足够的休息和睡眠,以利早日康复。

2. 体位。根据疾病性质、全身状况和麻醉方式,选择利于病人康复、活动及舒适的体位。全身麻醉尚未清醒者,取平卧位,头转向一侧,使口腔分泌物或呕吐物易于流出,避免吸入气道;蛛网膜下腔阻滞麻醉者,应平卧 6~8 小时,以防因脑脊液外渗致头痛;全身麻醉清醒后及局部麻醉者,可视手术和病人需求安置体位。颅脑手术后,无休克或昏迷,可取 $15°\sim$ $30°$。头高脚低斜坡卧位;颈、胸部手术后,多采用高半坐卧位,便于呼吸和有效引流;腹部手术后,多采用低半坐卧位或斜坡卧位,既能降低腹壁张力,减轻切口疼痛,又利于呼吸;腹腔内有感染者,若病情许可,应尽早改为半坐位或头高脚低位,以利有效引流;脊柱或臀部手术后,可采用俯卧或仰卧位。

3. 静脉补液。目的在于补充病人禁食期间所需的液体和电解质,若禁食时间较长,需提供肠外营养支持,以促进合成代谢。

4. 饮食。营养素及水分的摄入直接关系到病人的代谢功能和术后康复。术后恢复饮食的时间视手术部位而定:① 非消化道手术:根据手术大小、麻醉方式以及麻醉后的反应决定开始进食的时间。局部麻醉术后,病人很少出现全身性反应,术后即可依病人需求进食;椎管内麻醉术后 6 小时可根据病人需要进食;全身麻醉者,应待麻醉清醒,恶心、呕吐反应消失,先给流质饮食,并根据病情、转归及时调整饮食种类。② 消化道手术:术后 $24\sim48$ 小时禁食,第 $3\sim4$ 日肠蠕动恢复、肛门排气、胃管拔除后,开始进流质饮食,逐渐过渡到半流质和普食。还应鼓励病人多进食易消化、高蛋白、高能量、富含维生素和膳食纤维的食物。

5. 活动。术后早期下床活动,能促进全身功能的恢复。早期活动可增加肺通气量,有利于肺扩张和分泌物的排出,预防肺部并发症;能促进血液循环,有利于伤口愈合,并能防止下肢静脉血栓和压疮的形成;能促进胃肠蠕动,增进食欲,防止腹胀和肠黏连的发生;有利于膀胱功能的恢复,预防尿潴留的发生。应根据手术、病情和患者的耐受程度,逐渐增加活动范围和活动量。卧床期间要协助翻身,病情允许后鼓励患者早期下床活动。一般术后第 $1\sim$ 2 天,开始床上运动,如深呼吸、足趾和踝关节伸屈、下肢肌肉交替松弛和收缩、间歇翻身等;术后第 $3\sim4$ 天可试行离床活动,先沿床而坐,再床旁站立、室内慢步行走,最后至户外活动。但有休克、心力衰竭、出血、严重感染、极度衰弱等情况,或有制动要求的患者,则不应强调早期活动。

(二)生命体征的观察

根据手术大小,定时监测体温、脉搏、呼吸、血压,及时发现呼吸道梗阻、伤口、胸腹腔以及胃肠道出血和休克等的早期表现,并对症处理。

1. 血压。中、小手术后每小时测血压一次,直至平稳;大手术后或有内出血倾向者必要时可每 $15\sim30$ 分钟测血压一次,病情稳定后改为每 $1\sim2$ 小时一次,并做好记录。手术后可予心电监护,监测生命体征变化。

2. 体温。术后 24 小时内,每 4 小时测体温一次,以后根据病情延长间隔时间。由于机体对手术创伤有反应,病人体温可略升高,一般不超过 $38℃$,$1\sim2$ 天后逐渐恢复正常。

3. 脉搏。随体温而变化。失血、失液导致循环容量不足时,脉搏可增快、细弱,血压下降、脉压差变小;但脉搏增快、呼吸急促,也可为心力衰竭的表现。

4. 呼吸。随体温升高而加快,有时可因胸、腹带包扎过紧而受影响。若术后病人出现呼吸困难或急促时,应先检查胸、腹带的松紧度,适当调整,但仍应警惕肺部感染和急性呼吸窘迫综合征的发生。

(三)切口护理

观察切口有无出血、渗血、渗液、敷料脱落及局部红、肿、热、痛等征象。若切口有渗血、渗液或敷料被大小便污染,应及时更换,以防切口感染;若腹壁切口裂开,应先用无菌纱布或无菌巾覆盖;四肢切口大出血,先用止血带止血,再通知医生紧急处理。

切口的愈合分为三级,分别用"甲、乙、丙"表示。① 甲级愈合:切口愈合优良,无不良反应;② 乙级愈合:切口处有炎症反应,如红肿、硬结、血肿、积液等,但未化脓;③ 丙级愈合:切口化脓需切开引流处理。

缝线拆除时间依据病人年龄、切口部位、局部血液供应情况而决定。头、面、颈部手术后3～5 天拆线;胸部、上腹部、背部、臀部为 7～9 天;下腹部、会阴部为 5～7 天;四肢为 10 ～12 天(近关节处可适当延长),减张缝线为 14 天,必要时可间隔拆线。青少年病人因新陈代谢旺盛,愈合快,可缩短拆线时间;年老体弱、营养不良、糖尿病者则酌情延迟拆线时间。

(四)引流管护理

定期观察引流是否有效,加强引流管护理,保持导尿管引流通畅,避免折叠、扭曲、受压,并记录引流物的量、色、质,每日更换引流袋。乳胶引流片一般于术后 1～2 天拔除;单腔或双腔橡皮引流管多用于渗液较多、脓液稠厚者,大多要 2～3 天才能拔除。胃肠减压管一般在胃肠道功能恢复、肛门排气后,即可拔除。

加强 T 管引流护理:向患者及家属告知固定 T 管的意义,将 T 管用别针固定于床单上,活动时勿将管子拉脱,每日记录胆汁引流量,并观察其性状、色泽的变化。T 管于术后10～14 天拔除。如体温正常,黄疸消失,胆汁每日减少至 200～300ml 左右,先行夹管 1～2小时,细心观察,若无腹痛、发热、黄疸出现,全日夹管 1～2 天后,再行 T 管逆行胆管造影,显示胆管通畅,开放引流胆管造影剂后 1～2 天后拔管。

(五)心理护理

护士根据病人术中、术后的具体情况及出现不适的原因做好病人及家属的解释工作,避免各种不良刺激,缓解其不良心理反应,做好针对性的心理疏导和支持,增强疾病治愈的信心。

(六)出院健康教育

1. 饮食。 合理进食含有足够能量、蛋白质和丰富维生素的均衡饮食,低脂饮食,少量多餐。

2. 休息和活动。 注意劳逸结合,适量活动。可进行散步等轻体力活动,以逐渐恢复体力;术后 6 周内不宜举重物。

3. 服药和治疗。 术后继续药物治疗常是手术治疗的延续过程,病人应遵医嘱按时、按量服用。

4. 切口护理。 ① 闭合性切口:拆线后用无菌纱布覆盖 1～2 天;② 开放性切口:遵医嘱定期到医院复查,更换敷料。

5. 带 T 管出院必须注意牢靠固定,避免管口敷料潮湿、脱落;正确学会更换引流袋;按时回院就诊,若出现发热、食欲减退、胆汁变浑浊等情况必须及时回院就诊。

6. 加强病情观察,出院后若出现体温＞38℃、伤口引流物有异味、切口红肿或有异常腹痛、腹胀、肛门停止排便排气等症状、体征,应及时就诊。

7. 一般病人于手术后 1～3 个月到门诊随访一次,通过系统体检,了解机体的康复程度及切口愈合情况。

任务二　手术后特殊护理

案例引入

患者,男性,65 岁。因上腹部疼痛伴反酸、嗳气 2 个月。门诊胃镜示"胃癌",经充分术前准备后于 5 月 5 日在全麻下行胃癌根治术。术后诊断:胃癌。手术经过顺利,术后麻醉清醒,测得 T: 36.4℃,P: 98 次/分,R: 22 次/分,BP: 138/76mmHg;带回胃肠营养组合管、腹腔引流管、和导尿管各一根;腹软,切口敷料干燥,切口疼痛能忍,硬膜外镇痛泵固定在位,标明各引流管的名称。术后予补液、止血、抗炎、监测及控制血糖治疗。

工作过程

一、护理评估

(一)健康史

通过与手术医生、麻醉医生、手术室护士交接班,并查阅手术记录,从而了解术中情况,如麻醉方式、手术范围、术中出血量、输血输液、用药等情况。

该患者情况如病史所述。

(二)身体评估

1. 生命体征。 及时评估患者的面色及血压、脉搏、呼吸,及时发现内出血和感染征象。

该患者术后生命体征平稳,术后第二天体温 37.9℃,无其他异常,当属外科热。

2. 腹部和伤口情况。 观察有无腹痛、腹胀,观察腹壁伤口有无渗血、渗液、红肿、硬结、化脓及愈合情况。

3. 疼痛。 评估术后疼痛的部位、性质、程度,止痛方式和效果。

该患者自控镇痛装置,切口疼痛能忍。

4. 引流管情况。 引流管放置的部位、作用、是否通畅,评估引流液的量、色、性质。

该患者引流管固定在位,引流通畅。

(三)心理及社会评估

患者关心手术是否成功,对手术后出现的疼痛不适感到紧张,对术后体力的恢复表示担忧。

二、护理诊断

1. 潜在并发症。 出血,与手术创伤等有关。

2. 疼痛。 与手术切口有关。

3. 有感染的危险。 与手术创伤、引流管放置和术后机体抵抗力降低等有关。

4. 自理能力下降。 与手术后卧床和长时间输液有关。

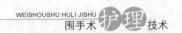
5. 知识缺乏。缺乏术后康复的有关知识。

三、护理措施

(一) 一般护理

1. 准备工作。患者送往手术室后,病房护士应准备麻醉床及术后所需的用品,如引流尿袋、吸氧装置等。

2. 体位。全麻后要求患者平卧 6 小时,如血压平稳,6 小时后可取半卧位,以保持腹肌松弛,减轻疼痛,也有利于改善呼吸和循环。

3. 密切观察生命体征。术后 0.5～1 小时测血压、脉搏、呼吸 1 次,术后 6 小时血压平稳后每 4～6 小时 1 次,24 小时后每天 2 次。术后每日测体温、脉搏、呼吸 4 次,直至正常后 3 日改为每日 1 次。

4. 饮食。术后禁食,48～72 小时待肠功能恢复后,可遵医嘱拔除胃管,拔管后可少量饮水,每次 4～5 汤匙,第二天进半量流质,每次 50～80ml,1～2 小时一次;第三天进全量流质,每次 100～150ml,2～3 小时一次;进食后如无不适,第四日可进半流质,以稀饭为好,术后 10～14 天可进软食。要注意少量多餐(每日 5～6 次),一般需 6 个月到一年才能恢复正常的三餐饮食。

该病人留置胃肠营养组合管,可遵嘱早期予以肠内营养(一般为术后 24 小时后),逐步增加营养液输入量,待肠功能回复后,一步步从肠内营养过渡到经口进食。禁食期间注意保持水电解质平衡。

5. 胃管护理。注意保持胃管通畅,观察引流液的量、色及性状。

6. 预防感染。

(1) 注意体温及伤口情况,如有体温异常升高,伤口红肿、硬结或化脓等情况,应及时报告医生。

(2) 正确做好引流管护理。

(3) 留置导尿管期间应保持尿管通畅,定时更换接尿袋,注意无菌操作。

7. 活动与生活照护。卧床期间指导病人床上翻身、活动四肢,随着身体恢复,逐渐增加活动量;自理能力恢复之前,加强照顾,满足患者的需求,及时协助进食、活动、穿着、修饰、如厕等。随着病人自理能力增强,逐渐鼓励自理。

(二) 手术后常见不适的护理

1. 疼痛。麻醉作用消失后,病人可出现疼痛。凡增加切口张力的动作,如咳嗽、翻身等都会加剧疼痛。术后 24 小时内疼痛最为剧烈,2～3 天后逐渐缓解。若疼痛呈持续性或减轻后又加剧,需警惕切口感染的可能。

护士通过对疼痛的部位、性质、持续时间和程度,病人的面部表情、活动、睡眠及饮食等的观察,作出正确的评估并对症护理。首先,妥善固定各类引流管,防止其移动所致的切口牵拉痛;其次,指导病人在翻身、深呼吸或咳嗽时,用手按压伤口部位,减少因切口张力增加或震动引起的疼痛;指导病人利用非药物措施,如听音乐、数数字等分散注意力的方法减轻疼痛;医护人员在进行使疼痛加重的操作,如较大创面的换药前,适量应用止痛剂,以增强病人对疼痛的耐受性。小手术后口服止痛片对皮肤和肌肉性疼痛有较好的效果。大手术后

1~2日内,常需哌替啶肌内或皮下注射(婴儿禁用),指导病人正确使用自控镇痛装置。保持室内安静,提供舒适环境。

注意在病人疼痛开始时给予止痛剂,其效果比疼痛厉害时给药好。注射止痛剂前,应评估:① 疼痛的部位、性质、强度:疼痛由近期手术切口所致者,可立即给予止痛剂;若为胸痛者,注意是否系心肌细胞缺氧所致,应加强心功能的评估;石膏或夹板固定者主诉肢体疼痛,应观察是否因石膏或夹板固定过紧影响血循环,导致组织缺血、坏死,防止盲目使用止痛剂而掩盖病情真相。② 测量血压:血压偏低者止痛剂应减量;③ 膀胱是否充盈:病人是否已能自行解尿;④ 有否腹胀:手术后病人因麻醉剂残余作用和活动受限常会出现腹胀,并致切口张力增加,产生疼痛。

2. 发热。是人体对手术、创伤作出的炎症性反应。手术后病人的体温可略升高,热度在 0.5~1.0℃,一般不超过 38.5℃,临床称之为外科手术热。少数病人术后早期体温可高达 40℃,仍可视为术后反应,常常是由于代谢或内分泌异常、低血压、肺不张和输血反应所致。但若术后 3~6 天仍持续发热,则提示存在感染或其他不良反应,手术切口和肺部感染是常见原因;术后留置导尿容易并发尿路感染;若持续高热,应警惕是否存在严重的并发症如腹腔残余脓肿等。

医护人员应根据病情和术后不同阶段可能引起发热的原因加以分析,同时加强观察和监测,如胸部 X 片、伤口分泌物的涂片和培养、血培养、尿液检查等,以明确诊断并对症处理。高热者,物理降温,如冰袋降温、酒精擦浴等,必要时可应用解热镇痛药物。此外,保证病人有足够的液体摄入,及时更换潮湿的床单位或衣裤。

3. 恶心、呕吐。常见为麻醉镇痛后的反应,一般于麻醉作用消失后自然消失,其次为颅内压升高、糖尿病酮症酸中毒、尿毒症、水电解质代谢紊乱等所致。若腹部手术后病人出现频繁呕吐,应警惕急性胃扩张或肠梗阻的可能。护士应观察病人出现恶心、呕吐的时间及呕吐物的量、色、质并做好记录,以利诊断和鉴别诊断;稳定病人情绪,协助其取合适体位,头偏向一侧,防止发生吸入性肺炎或窒息。无明显诱因的呕吐,遵医嘱使用镇静、镇吐药物,如阿托品、奋乃静或氯丙嗪等。

4. 腹胀。常见原因是胃肠道功能受抑制,肠腔内积气过多。随手术应激反应的逐渐消退、胃肠蠕动功能恢复、肛门排气后,症状可自行缓解。若术后数日仍未排气,且伴严重腹胀,肠鸣音消失,可能为腹腔内炎症或其他原因所致肠麻痹;若腹胀伴阵发性绞痛,肠鸣音亢进,甚至有气过水音或金属音,则要警惕机械性肠梗阻。

严重腹胀可使膈肌抬高,影响呼吸功能,使下腔静脉受压影响血液回流。影响胃肠吻合口和腹壁切口的愈合。故需及时处理,如采用持续性胃肠减压、肛管排气及高渗溶液低压性灌肠等;鼓励病人早期下床活动;乳糖不耐受者,不宜进食含乳糖的奶制品;非胃肠道手术者,使用促进肠蠕动的药物,直至肛门排气;已确诊为机械性肠梗阻者,在严密观察下经非手术治疗未缓解者,完善术前准备后再次手术治疗。

5. 呃逆。常见原因可能为神经中枢或膈肌直接受刺激所致,大多为暂时性,亦可为顽固性。手术后早期发生者,可经压迫眶上缘、抽吸胃内积气和积液、给予镇静或解痉药物等措施得以缓解。如果上腹部手术后出现顽固性呃逆,应警惕吻合口或十二指肠残端瘘导致的膈下感染。

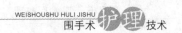

6. 尿潴留。 术后常见,主要系全身麻醉或蛛网膜下腔麻醉后排尿反射受抑制、切口疼痛引起膀胱和后尿道括约肌反射性痉挛及病人不适应床上解尿体位等所致。

若病人术后6~8小时尚未排尿,耻骨上区叩诊有浊音区,基本可确诊为尿潴留。对尿潴留者应及时采取有效措施缓解症状。因紧张、焦虑会加重括约肌痉挛,加重排尿困难,故先应稳定病人的情绪。在取得病人合作,增加其自行排尿信心的前提下,若无禁忌,可协助其坐于床沿或站立排尿。其次帮助病人建立排尿反射,如听流水声、下腹部热敷、自我按摩(双手摊放在脐下,或一手心放在另一手背上,朝着耻骨联合的方向用力向下、向里挤压,重复6~7次,若无尿液排出,几分钟后再重复,确保尿液完全排尽);用镇静止痛药解除切口疼痛或用氨甲酰胆碱刺激膀胱逼尿肌收缩,都能促进病人自行排尿。上述措施均无效时,在严格无菌技术下导尿,第一次导尿量超过500ml者,应留置导尿管1~2天,有利于膀胱逼尿肌收缩功能的恢复。有器质性病变,如骶前神经损伤、前列腺肥大者等也需留置导尿。留置导尿拔管前应训练膀胱反射功能,避免拔除导尿管后再度发生尿潴留。

(三)手术后并发症的观察和护理

手术后并发症分为两大类:一类是各种手术后都可能发生的并发症,如出血、感染等;另一类为某些手术后特有的并发症,如胃手术后的倾倒综合征,甲状腺切除术后的甲状腺危象,肠切除、肠吻合术后的肠瘘。了解其发生的原因和临床表现,掌握相应的预防及护理措施是术后护理的重要组成部分。

1. 术后出血。 发生于手术切口、空腔脏器及体腔内。当伤口敷料被血液渗湿时应及时打开、检查,若发现血液持续性涌出或在拆除部分缝线后看到出血点,可明确诊断。体腔内出血因位置比较隐蔽,不易及时发现而后果严重。如腹部手术后腹腔内出血,若非大血管出血,尤其未放置引流时,局部症状多不明显,只有通过密切观察,必要时行腹腔穿刺方可早期发现。胸腔手术后,胸腔引流管内每小时血性引流液超过100ml且持续数小时,提示有内出血。术后早期病人出现低血容量性休克的各种表现或有大量呕血、黑便,或引流管中不断有大量血性液体流出,中心静脉压低于0.49Pa(5cmH$_2$O),尿量少于25ml/h,特别在充分补充液体和血液后,休克征象或实验室指标未得到改善甚至加重或曾一度好转后又恶化,都提示有术后出血。

预防:① 手术时严格止血,关腹前确认手术野无活动性出血点;② 术中渗血较多者,必要时术后可应用止血药物;③ 凝血机制异常者,可于围手术期输注新鲜全血、凝血因子或凝血酶原复合物等。

处理:一旦确诊为术后出血,应迅速建立静脉通道,及时通知医生,必要时完善术前准备,再次手术止血。

2. 切口感染。 指清洁切口和可能污染切口并发感染,发病率在3%~4%左右。常发生于术后3~5天。病人主诉切口疼痛加重或减轻后又加重,伴体温升高、脉搏加速、血白细胞计数和中性粒细胞比例增高。切口有红、肿、热、痛或波动感等典型体征。

预防:① 术前完善皮肤和肠道准备;② 注意手术操作技术的精细,严格止血,避免切口渗血、血肿;③ 加强手术前、后处理,改善病人营养状况,增强抗感染能力;④ 保持切口敷料的清洁、干燥、无污染;⑤ 正确、合理应用抗生素;⑥ 医护人员在接触病人前、后,严格执行洗手制度,更换敷料时严格遵守无菌技术,防止医源性交叉感染。

处理:切口已出现早期感染症状时,采取有效措施加以控制,如勤换敷料、局部理疗、有效应用抗生素等。已形成脓肿者,及时切开引流,争取二期愈合。必要时可拆除部分缝线或置引流管引流脓液,并观察引流液的性状和量。

3. 切口裂开。多见于腹部及邻近关节处。腹部切口裂开常发生于术后 1 周左右,在突然增加腹压,如起床、用力大、小便,咳嗽、呕吐时,病人自觉切口剧烈疼痛和松开感。切口裂开分为完全性和部分性两种。前者为切口全层裂开,可有肠管和网膜脱出;后者为深层破裂而皮肤缝线完整,在线脚处可有淡血性液体溢出并渗透敷料。

预防措施:① 手术前加强营养支持;② 手术时用减张缝线,术后延缓拆线时间;③ 在良好麻醉、腹壁松弛条件下缝合切口,避免强行缝合造成腹膜等组织撕裂;④ 切口外适当用腹带或胸带包扎;⑤ 避免用力咳嗽,咳嗽时提供伤口适当的支托并取平卧位,减轻因横膈突然大幅度下降所致的腹内压骤升;⑥ 及时处理引起腹内压增加的因素如腹胀、排便困难等;⑦ 预防切口感染等。

处理:对切口完全裂开者,加强安慰和心理护理,使其保持镇静;禁食、胃肠减压;立即用无菌生理盐水纱布覆盖切口,并用腹带包扎;通知医生,护送病人入手术室重新缝合处理。若有内脏脱出,切勿在床旁还纳内脏,以免引起脏器扭转或腹腔感染。

4. 肺不张。常发生在胸、腹部大手术后,多见于老年人、长期吸烟和患有急、慢性呼吸道感染者。表现为术后早期发热、呼吸和心率加快,继发感染,体温升高明显,血白细胞和中性粒细胞计数增加。患侧的胸部叩诊呈浊音或实音,听诊有局限性湿啰音,呼吸音减弱、消失或为管样呼吸音,常位于后肺底部。血气分析示氧分压下降和二氧化碳分压升高。胸部 X 线检查见典型肺不张征象。

预防:保持顺畅的呼吸运动:① 术前锻炼深呼吸;② 有吸烟嗜好者,术前 2 周停止吸烟,以减少气道内分泌物;③ 术前积极治疗原有的支气管炎或慢性肺部感染;④ 全麻手术拔管前吸净支气管内分泌物;术后取头侧位平卧,防止呕吐物和口腔分泌物的误吸;⑤ 鼓励病人深呼吸咳嗽、体位排痰或给予药物化痰,以利支气管内分泌物排出;⑥ 胸、腹带包扎松紧适宜,避免限制呼吸的固定或绑扎;⑦ 注意口腔卫生;⑧ 注意保暖,防止呼吸道感染。

处理:① 协助病人翻身、拍背及体位排痰,以解除支气管阻塞,使不张的肺重新膨胀;② 鼓励病人自行咳嗽排痰,对咳嗽无力或不敢用力咳嗽者,可在胸骨切迹上方用手指按压刺激气管,促使咳嗽;对因切口疼痛而不愿咳嗽者,可用双手按住季肋部或切口两侧,以限制腹部(或胸部)活动幅度,再于深吸气后用力咳痰,并作间断深呼吸;若痰液黏稠不易咳出,痰量持续增多,可用橡皮管或在纤维支气管镜下吸痰,必要时行气管切开;③ 保证摄入足够的水分,全身或局部抗生素治疗。

5. 尿路感染。常继发于尿潴留。尿路感染可分为上尿路感染和下尿路感染。前者主要为肾盂肾炎,后者为膀胱炎。急性肾盂肾炎以女性病人为多见,主要表现为畏寒、发热、肾区疼痛,白细胞计数增高,中段尿镜检有大量白细胞和细菌。细菌培养可明确菌种,大多为革兰染色阴性的肠源性细菌。急性膀胱炎主要表现为尿频、尿急、尿痛、排尿困难,一般无全身症状,尿常规检查有较多红细胞和脓细胞。

预防:术后指导病人尽量自主排尿,预防和及时处理尿潴留是预防尿路感染的主要措施。

处理:保持尿通畅:① 鼓励病人多饮水,保持尿量在 1500ml/d 以上;② 根据细菌药敏试验结果,合理选用抗生素;③ 残余尿在 500ml 以上者,应留置导尿管,并严格遵守无菌技术,防止继发二重感染。

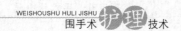

6. 深静脉血栓形成。 常发生于术后长期卧床、活动减少的老年人或肥胖者,以下肢深静脉血栓形成为多见。病人主诉小腿轻度疼痛和压痛或腹股沟区疼痛和压痛,体检示患肢凹陷性水肿,腓肠肌挤压试验或足背屈曲试验阳性。

预防:① 鼓励病人术后早期离床活动,卧床期间进行肢体主动和被动运动,如每小时10次腿部自主伸、屈活动,或被动按摩腿部肌肉、屈腿和伸腿等,每天4次,每次10分钟,以促进静脉血回流,防止血栓形成。② 高危病人,下肢使用弹性绷带或穿弹性袜以促进血液回流;③ 避免久坐,坐时避免跷脚,卧床时膝下垫小枕,以免妨碍血液循环;④ 血液高凝状态者,可口服小剂量阿司匹林、复方丹参片或用小剂量肝素,也可用低分子右旋糖酐静脉滴注,以抑制血小板凝集。

处理:① 抬高患肢、制动;② 忌经患肢静脉输液;③ 严禁局部按摩,以防血栓脱落;④ 发病3天以内者,先尿激酶8万单位/次,溶于低分子右旋糖酐500ml中溶栓治疗,继之抗凝治疗;发病3天以上者,先肝素静脉滴注,停用肝素后第2天起口服华法林,持续3～6个月。抗凝、溶栓治疗期间均需加强出、凝血时间和凝血酶原时间的监测。

(四)出院健康教育

1. 让病人及家属了解胃癌发生的相关因素,指导病人饮食,食物加工要得当,粮食和食物储存适当,防治与胃癌有关的疾病。

2. 讲解术后饮食方法及注意情况。

3. 讲解术后并发症的表现及预防。

4. 讲解化疗的必要性、化疗药物的副作用及预防、常用化疗药物及疗程、化疗期间营养的重要性。

5. 定期门诊随访、检查血常规及肝功能等。

手术后护理技术

一、伤口换药

【训练目的与要求】

1. 能正确判断伤口情况,按照不同的伤口选择合适的药液和引流物。

2. 熟练进行换药操作,掌握换药的三步骤、双手执镊的方法。

3. 换药过程树立严格的无菌观念,防止交叉感染。

【用物准备】

无菌换药碗2个,无齿镊子2把,剪刀1把,探针1个,酒精棉球、盐水棉球、干棉球各数个,药液纱布、干纱布各数块,根据需要准备各种引流条、血管钳、松节油、棉签、胶布、绷带等。

【训练过程】

1. 教师边讲解边演示,总结操作要领。

2. 学生两人一组互作角色扮演,由当护士的学生去治疗室准备用物、为"病人"做不同伤口的换药处理,达到伤口换药的目的。

3. 指导老师巡视,及时矫正错误手法,特别注意学生无菌观念和双手执镊的方法。

4. 集中评价训练过程中存在的问题。

【思考与练习】

1. 对坏死组织多的伤口如何换药利于伤口的愈合?

2. 患者,男,12岁,5天前不慎被开水烫伤,未及时就诊,右大腿及小腿见大量渗出液,有臭味;左小腿有大水疱,未破裂。

请问:(1)该患者你如何做好换药前准备?

(2)换药时需注意哪些问题?

【操作流程】

伤口换药(清洁伤口)

护士:衣帽整洁、洗手、戴口罩。
用物:根据伤口情况备齐用物,选择合适的敷料和换药物品。

→ 准备工作

↓

护理评估

患者:评估患者伤口的方向、伤口的性质、是否需要辅助麻醉,有多个换药病人时安排好换药的顺序。
环境:是否适宜做换药操作。

↓

1. 核对解释
2. 协助患者取合适的体位,适当暴露,注意保暖,必要时屏风遮挡,需要者可先给局部麻醉。
3. 揭去伤口沾污的敷料:外层敷料用手揭除,内层敷料用镊子揭除,揭去敷料的方向需与伤口的方向一致。
4. 清理伤口。
5. 双手执镊法:用酒精棉球由内而外消毒无菌伤口周围的皮肤5cm以上,用盐水棉球擦去伤口的分泌物,有引流者更换引流物。
6. 用无菌纱布覆盖伤口并固定,胶布粘贴的方向与肢体的长轴垂直,需要者用绷带包扎。

→ 操作程序

↓

安置整理

1. 安置病人舒适体位。
2. 整理床单位。
3. 妥善处理换药后的物品和敷料(浸泡、焚烧等)。

↓

洗手记录

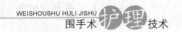

【评价标准】

项 目	项目总分	操 作 要 求	评分等级及分值 A	B	C	D	实际得分
仪　表	5	工作衣、帽、鞋穿戴整齐,戴好口罩,洗手	5	4	3	2～0	
操作前准　备	13	评估患者伤口的情况	5	4	3	2～0	
		根据病情准备换药的用物	8	6	4	2～0	
操作过程	54	核对患者做好解释,取得合作	5	4	3	2～0	
		取合适卧位,恰当的暴露	2	1	0		
		揭去伤口沾污的敷料,方法正确	8	6	4	2～0	
		清理伤口	10	8	6	4～0	
		双手执镊法正确	8	6	4	2～0	
		覆盖无菌敷料	8	6	4	3～0	
		固定敷料	5	4	3	2～0	
		固定敷料的方法、方向正确	5	4	3	2～0	
		保持床单、病人衣服干燥	3	2	1	0	
操作后	8	妥善安置病人,整理病人单位	3	2	1	0	
		用物处理恰当	5	4	3	2～0	
护患沟通	10	操作过程中能与患者良好沟通,取得合作	10	8	6	4～0	
操作熟练程度	5	动作熟练、有条不紊	5	4	3	2～0	
操作质量	5	选取用物准确,换药过程病人无不适	5	4	3	2～0	
总　计	100						

二、引流管护理

【训练目的与要求】

1. 熟悉外科常见引流管的作用。

2. 能正确更换各种外科引流管,步骤熟练。

3. 更换过程中强化无菌观念。

4. 操作时动作轻柔,能和病人交流沟通。

5. 通过技能考核。

【用物准备】

治疗车 1 辆,治疗盘 1 个:内有血管钳 1 把、别针 1 个、无菌一次性引流袋 1 只、消毒弯盘 2 个(内放消毒纱布 1～2 块、无菌镊子 1 把),5％PVP-I 液 1 瓶,棉签 1 包,污物桶 1 只。

【训练过程】

1. 教师演示,总结操作要领。

2．学生两人一组在模拟病人身上进行操作训练。学生从准备用物开始，核对病人及与病人沟通，并更换各种引流管，反复训练。

3．指导老师巡视、纠正错误，特别注意学生的无菌观念和与病人的沟通技巧。

4．集中评价训练过程中存在的问题。

【思考与练习】

1．更换胸膜腔闭式引流管时有什么注意点？

2．如何保持引流管的无菌？

【操作流程】

| 护士：衣帽整洁、洗手、戴口罩。
用物：根据引流管种类备齐用物，放置合理。 | → | **准备工作** |

↓

| **护理评估** | → | 患者：评估引流的目的、引流的液情况。
环境：冬天门窗是否关好、环境是否适合做更换引流袋。 |

↓

| 1．核对解释。
2．暴露引流管，检查伤口的情况，松开别针。
3．检查引流袋是否过期、密封，撕开引流管，检查引流管正常后将引流管挂好，将引流袋的放于引流管接口下方。
4．捏挤引流管，在离接口上方3cm处用血管钳钳夹引流管。用三根棉签蘸碘伏分别环行消毒引流管接口和上下方2.5cm。
5．用左手取无菌纱布捏住引流管接口部分，脱开连接处，用PVP碘棉签消毒管口。
6．连接无菌引流袋，松开血管钳，捏挤引流管，检查引流通畅后固定。
7．检查引流液的量和性状并记录。 | → | **操作程序** |

↓

| **安置整理** | → | 1．安置病人舒适体位。
2．向病人交代注意事项。
3．整理床单位，清理用物。 |

↓

洗手记录

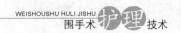

【评价标准】

项　目	项目总分	操 作 要 求	评分等级及分值 A	B	C	D	实际得分
仪　表	5	工作衣、帽、鞋穿戴整齐，戴好口罩，洗手	5	4	3	2～0	
操作前准备	10	评估引流的特点、环境是否符合要求	5	4	3	2～0	
		准备合适的用物	5	4	3	2～0	
操作过程	58	核对患者做好解释，取得合作	5	4	3	2～0	
		取合适卧位	3	2	1	0	
		恰当暴露、必要时屏风遮挡	2	1	0		
		检查伤口情况，松开别针	5	4	3	2～0	
		检查引流袋，将引流袋挂床沿	5	4	3	2～0	
		引流袋内层外翻垫于接口下方	3	2	1	0	
		挤压引流管，血管钳夹接口上 3cm 处	5	4	3	2～0	
		PVP-I 棉签消毒（纵行上下和接口各一根）	10	8	6	4～0	
		用消毒纱布捏引流管连接处脱开	5	4	3	2～0	
		PVP 碘消毒引流管接口	8	6	4		
		连接无菌引流袋，松开血管钳，捏挤引流管	5	4	3	2～0	
		别针固定	2	1	0		
操作后	9	妥善安置病人，整理病人单位	2	1	0		
		向病人交代注意事项、记录引流液的量和性状	4	3	2	1～0	
		用物及污物处理恰当	3	2	1	0	
护患沟通	8	操作过程中能与患者良好沟通，取得合作	8	6	4	2～0	
操作熟练程度	5	动作技巧、稳重、有条不紊	5	4	3	2～0	
操作质量	5	操作过程中严格遵守无菌规则，病人无不适	5	4	3	2～0	
总　计	100						

三、甲状腺大部切除术后出血护理

【简要病史】

患者女,25 岁,因甲状腺功能亢进症于 2005 年 8 月 17 日行甲状腺大部切除手术。手术历时 8 小时,术中出血多,输血 400ml。手术后 2 小时患者诉呼吸费力,检查发现伤口有少量血性液体渗出,伤口略肿胀,引流管内流出鲜红色血液约 20ml,立即给氧,5 分钟后呼吸困难加重,考虑为手术后切口出血。

【护理诊断】

1. 有窒息的危险,与颈部切口出血压迫气管有关。
2. 清理呼吸道无效,与手术刺激分泌物增多及切口疼痛有关。
3. 疼痛,与手术切口有关。
4. 焦虑,与担心手术及并发症的预后有关。
5. 知识缺乏,与对疾病的不了解有关。

【护理技能】

1. 拆线。
2. 保持呼吸道通畅:吸氧,吸痰,辅助呼吸。
3. 外科打结。
4. 生命体征监测。
5. 气管切开。
6. 手术室的无菌技术及手术中的配合。
7. 心理护理。

【干预措施】

1. 切口拆线,减轻对切口的压力。
2. 采取各种措施保持呼吸道通畅。
3. 止血,清除血肿。
4. 气管切开准备。
5. 严密观察病情,随时作出相应处理。

【应对策略】

人员分工安排:3 人。

护士 A:保持呼吸道通畅,组织抢救;静脉输液、静脉及肌内给药等;监测生命体征。

护士 B:负责拆线、止血,辅助护士 A 的抢救工作。

护士 C:负责消除呼吸道分泌物、给氧,做好各项记录。

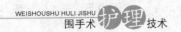
【操作流程】

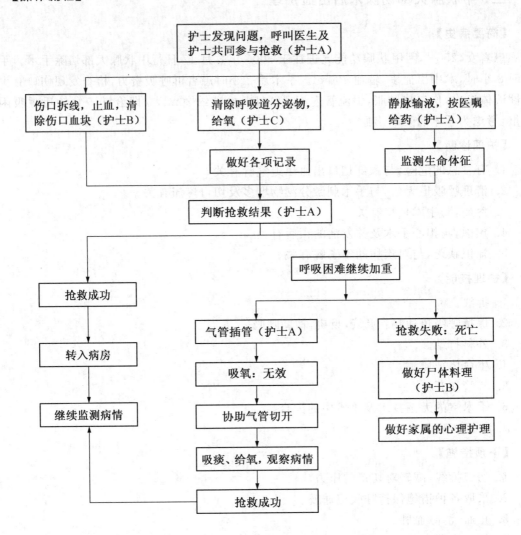

【评价标准】

人员安排	项目	操作要求	评价等级及分值				实际得分
			A	B	C	D	
护士A	发现病情,呼叫	观察准确,呼叫及时	4	3	2	1	
	组织抢救	条理清晰,态度镇定	4	3	2	1	
	静脉输液	穿刺成功,速度合适	8	6	4	2～0	
	根据医嘱给药	准确及时,记录完整	5	4	3	2～0	
	气管插管	准备用物准备	4	3	2	1	
		动作熟练正确	4	3	2	1	
	协助气管切开	配合得当	3	2	1	0	
		准确及时,记录完整	5	4	3	2～0	
	监测生命体征	准备用物准确	3	2	1	0	
护士B	伤口拆线	方法正确,注意无菌	5	4	3	2～0	
	止血	方法正确,条理清晰	4	3	2	1	
	消除血肿	方法正确,处理得当	4	3	2	1	
	尸体料理	态度严谨,处理正确	5	4	3	2～0	
	家属的心理护理	态度合理,沟通准备	5	4	3	2～0	
护士C	消除呼吸道分泌物	及时正确,动作技巧	5	4	3	2～0	
	给氧	装表熟练,手法正确	2	1			
		操作方法,步骤正确	4	3	2	1	
		停止吸氧方法正确	2	1			
		操作后处理妥当合适	2	1			
	做好各项记录	记录完整及时	4	3	2	1	
质量控制	抢救结果判断	判断准确	4	3	2	1	
	抢救后处理	抢救后处理正确	3	2	1	0	
	配合	配合默契,无意外发生	3	2	1	0	
	护患沟通	护患沟通良好	8	6	4	2～0	
总　计							

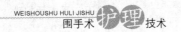

ZHI SHI TUO ZHAN

知识拓展

腹腔镜下胆囊切除、胆总管探查手术后护理

(一) 一般护理

术后麻醉未清醒,取去枕平卧头转向一侧,待麻醉清醒,血压平稳后改为半卧位,可拔除胃管与导尿管。给予吸氧,防止 CO_2 气腹造成高碳酸血症的危险。一般术后 1～2 天即可下床活动,恢复流质或半流质饮食。

(二) 术后并发症的观察和护理

1. 术后出血。 由于钛夹滑脱,胆囊床渗血引起。因此,术后 6～8 小时内应每小时测血压一次,注意脉搏的变化、敷料的渗出液,尤其注意腹腔引流管的量与颜色的变化。如引流出鲜红血性液体应引起警惕。

2. 胆漏。 由术中损伤胆管,胆囊管钳夹松脱或钳闭不全而引起。表现为腹腔引流管引流出胆汁样液体,并注意有无腹膜刺激征的出现。

3. 皮下气肿。 由于术中采用人工气腹,若压力过高, CO_2 向皮下软组织扩散而引起。在颈部多见,应及时观察对呼吸道是否有影响。量少者多在 24 小时内吸收,如气肿严重,消退迟缓,可视具体情况给予对症处理,如局部热敷以加快吸收、消退。

4. 气胸。 由 CO_2 气体进入胸腔所致,拍片可确诊。术后应加强观察呼吸状况,有无咳嗽、气促及呼吸困难的发生,必要时吸氧、取半卧位。

5. 肩背部酸痛。 常由于 CO_2 积聚在膈下产生碳酸而引起反射性肩痛。一般在较短时期内吸收而消失。

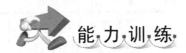
能力训练

一、单项选择题(A1 型题)

1. 术后早期离床活动的目的不包括 ( )
   A. 减少肺部并发症
   B. 促进伤口愈合
   C. 促进胃肠功能恢复
   D. 促进排尿功能恢复
   E. 减轻切口疼痛

2. 手术后有些患者会出现外科热,2～3 日恢复正常,无需处理,体温一般不超过( )
   A. 37.5℃   B. 37℃   C. 38.5℃   D. 38℃
   E. 39℃

3. 手术后病人切口,肺部有感染危险,下列哪项不是感染因素 ( )
   A. 病人抵抗力下降   B. 手术切口过大

　　C. 手术区污染　　　　　　　　　　　D. 呼吸道欠通畅

　　E. 手术中止血不彻底

4. 在手术后肺部感染与肺不张的护理中,以下错误的是　　　　　　　　　(　　)

　　A. 气管切开

　　B. 痰液黏稠不易咳出者每日雾化吸入 4 次

　　C. 指导病人有效排痰咳嗽

　　D. 遵医嘱给予抗生素及祛痰药物

　　E. 保持室内正常的温度及湿度

5. 关于手术后引流管的护理,以下哪项不妥　　　　　　　　　　　　　(　　)

　　A. 妥善固定

　　B. 保持通畅

　　C. 注意观察引流液的量及性状

　　D. 注意无菌操作,每 3 天更换引流瓶一次

　　E. 如有阻塞应及时用无菌等渗盐水缓慢冲洗

6. 蛛网膜下腔麻醉病人需去枕平卧 6～8 小时,其目的是　　　　　　　　(　　)

　　A. 防止颅内压增高　　　　B. 防止呕吐　　　　　C. 防止脑脊液外流

　　D. 防止低血压　　　　　　E. 防止头痛

7. 病人手术后并发下肢血栓性静脉炎,以下不正确的处理方法是　　　　　(　　)

　　A. 立即禁止患肢静脉输液　　　　　　　　B. 抬高患肢

　　C. 禁止按摩　　　　　　　　　　　　　　D. 立即静脉切开

　　E. 及时应用抗生素

8. 在腰麻下行腹股沟斜疝修补术引起尿潴留,以下不正确的处理方法是　　(　　)

　　A. 立即在无菌操作下导尿

　　B. 安慰、鼓励病人,增强自行排尿信心

　　C. 予下腹部热敷、按摩

　　D. 变换体位

　　E. 采用针灸、电兴奋治疗

9. 男性,71 岁,胃癌根治术后第 7 天,咳嗽时突感腹部有崩裂声。检查发现切口裂开,可见小肠脱出。首先应采取的措施是　　　　　　　　　　　　　　　(　　)

　　A. 戴手套后将脱出的小肠送回腹腔

　　B. 协助医生消毒肠管后送回腹腔

　　C. 用无菌盐水纱布覆盖加腹带包扎,去手术室处理

　　D. 用无菌盐水纱布覆盖,再蝶形胶布固定

　　E. 戴手套就地消毒并还纳肠管,缝合伤口

10. 麻醉解除血压稳定后,颈、胸、腹部手术病人一般采取　　　　　　　(　　)

　　A. 平卧位　　　　　　　　　　　　　　B. 头高脚低位

　　C. 半卧位　　　　　　　　　　　　　　D. 去枕平卧位

　　E. 去枕平卧头偏向一侧

(A2 型题)

11. 李先生,38 岁,胃大部切除术后,病人精神委靡,眼窝凹陷,唇干舌燥,尿少且比重高,此病人的护理诊断问题是 （　　）

    A. 营养失调   B. 体液不足   C. 排尿异常   D. 失血   E. 感染

12. 董女士,45 岁,急性胃穿孔人院,行胃大部切除术后 20 小时,病人出现烦躁不安,神志恍惚,查血压 90/60mmHg(12/8kPa),脉搏 120 次/分,腹软,上腹部轻度压痛,此病人最可能发生的并发症是 （　　）

    A. 十二指肠残端瘘   B. 切口感染

    C. 出血   D. 心力衰竭

    E. 急性腹膜炎

13. 宋先生,27 岁。腹部外伤后,行剖腹探查术后出现伤口感染,你认为以下哪项描述是错误的 （　　）

    A. 切口红、肿、热、痛

    B. 术后 48 小时体温在 38℃ 以上

    C. 术后 3 日后体温在 38℃

    D. 切口有脓性分泌物

    E. 白细胞计数增高

(A3 型题)

(14～16 题共用题干)王先生,32 岁。因腹部外伤行肠管吻合术,术后常规胃肠减压,禁食。

14. 该病人在正常情况下应禁食 （　　）

    A. 4～6 小时   B. 24 小时   C. 3～4 天

    D. 12 小时   E. 2～3 天

15. 手术病人切口疼痛,下列哪项不妥 （　　）

    A. 立即反复给予哌替啶 100mg 肌肉注射

    B. 分散病人注意力,看书、听音乐、谈话

    C. 向病人解释伤口疼痛原因及持续时间

    D. 让病人有节奏地深呼吸

    E. 让病人更换舒适的体位

16. 该病人在下列哪种情况下方可进流质饮食 （　　）

    A. 腹胀消失   B. 术后 3 天以后   C. 肛门排气后

    D. 切口愈合良好   E. 无并发症发生

(B1 型题)

(17～18 共用备选答案)

    A. 半卧位   B. 去枕平卧 6～8 小时   C. 头高斜坡位

    D. 去枕平卧头偏向一侧   E. 平卧位

17. 颅脑手术后病人应取（　　）

18. 血压平稳后的颈、胸、腹部手术病人应取（　　）

二、案例分析题

1. 患者,男性,67 岁,因右腹股沟可复性肿块半年余,诊"右腹股沟斜疝"于 2009 年 2 月 12 日收住入院。查体:精神好,右腹股沟区可及 8cm×10cm 大小的肿块,质软,无压痛,可回纳。回纳后压迫内环处,增加腹压,肿块不突出。经充分手术前准备,于 2009 年 2 月 15 日在硬麻下行"右疝囊高位结扎＋修补术",手术经过顺利,安返病房。

你是该患者的责任护士,请问:

(1) 该患者的手术后护理如何执行?

(2) 患者定于 2 月 24 日出院,该怎样做出院健康指导?

2. 患者,女,25 岁,因甲状腺功能亢进症于 2008 年 8 月 17 日行甲状腺大部切除手术。手术历时 8 小时,术中出血多,输血 400ml。手术后 2 小时患者诉呼吸费力,检查发现伤口有少量血性液体渗出,伤口略肿胀,引流管内流出鲜红色血液约 20ml,立即给氧,5 分钟后呼吸困难加重。

你是该患者的责任护士,请问:

(1) 该患者手术后出现了什么并发症? 原因有哪些?

(2) 如何为该患者做好紧急救护?